国家卫生健康委员会"十四五"规划教材

全国中等卫生职业教育配套教材

供护理专业用

解剖学基础
学习指导

主　编　安月勇　王之一

副主编　王发宝　张柱武

编　者（以姓氏笔画为序）

王　峰（成都铁路卫生学校）　　　　吴俊霞（南昌市卫生学校）

王之一（吕梁市卫生学校）　　　　　张柱武（本溪市卫生学校）

王发宝（牡丹江市卫生学校）　　　　张祖维（山东省莱阳卫生学校）

王国庆（安徽省淮南卫生学校）　　　张娟娟（广东省潮州卫生学校）

安月勇（山东省莱阳卫生学校）　　　张维烨（山东省青岛卫生学校）

孙男男（抚顺市卫生学校）　　　　　金　哨（温州护士学校）

李嘉琳（山东省烟台护士学校）　　　谢玮铭（广西医科大学玉林校区）

杨成竹（云南省临沧卫生学校）　　　赖　伟（四川省宜宾卫生学校）

吴军峰（吕梁市卫生学校）　　　　　瞿学烨（山东省济宁卫生学校）

人民卫生出版社
·北　京·

图书在版编目（CIP）数据

解剖学基础学习指导 / 安月勇，王之一主编. —北京：人民卫生出版社，2023.8（2025.4重印）
ISBN 978-7-117-35128-7

Ⅰ. ①解⋯ Ⅱ. ①安⋯ ②王⋯ Ⅲ. ①人体解剖学－中等专业学校－教学参考资料 Ⅳ. ①R322

中国国家版本馆 CIP 数据核字（2023）第 145684 号

人卫智网　www.ipmph.com	医学教育、学术、考试、健康，购书智慧智能综合服务平台	
人卫官网　www.pmph.com	人卫官方资讯发布平台	

解剖学基础学习指导

Jiepouxue Jichu Xuexi Zhidao

主　　编：安月勇　王之一
出版发行：人民卫生出版社（中继线 010-59780011）
地　　址：北京市朝阳区潘家园南里 19 号
邮　　编：100021
E － mail：pmph @ pmph.com
购书热线：010-59787592　010-59787584　010-65264830
印　　刷：北京市艺辉印刷有限公司
经　　销：新华书店
开　　本：787×1092　1/16　印张：11
字　　数：203 千字
版　　次：2023 年 8 月第 1 版
印　　次：2025 年 4 月第 7 次印刷
标准书号：ISBN 978-7-117-35128-7
定　　价：35.00 元
打击盗版举报电话：010-59787491　E-mail：WQ @ pmph.com
质量问题联系电话：010-59787234　E-mail：zhiliang @ pmph.com
数字融合服务电话：4001118166　E-mail：zengzhi @ pmph.com

前　言

　　解剖学基础是中等职业教育医药卫生大类各专业的一门重要的专业基础课程，内容繁杂，需要理解和记忆的知识点多。为了帮助中等职业学校学生加深对解剖学基础知识的理解、掌握和运用，提高学习效果，我们以全国中等卫生职业教育教材《解剖学基础》（第4版）为蓝本，编写了配套教材《解剖学基础学习指导》。

　　本配套教材内容与《解剖学基础》（第4版）章节顺序一致，内容包括重点和难点解释、学习目标检测，并附有参考答案。学习目标检测的题型有名词解释、填空题、判断题、填图题、简答题、A型选择题等。

　　本配套教材主要供中等卫生职业教育护理专业学生学习使用，也可供中职其他专业学生选用。

　　由于编者水平有限，本书在内容的取舍与安排等方面存在的欠妥或错误之处，敬请读者批评指正，以便改进和完善。

安月勇　王之一

2023 年 5 月

目　录

第一章　绪论   1

第二章　细胞   5

第三章　基本组织   10

第四章　运动系统   23

第五章　消化系统   51

第六章　呼吸系统   65

第七章　泌尿系统   74

第八章　生殖系统   84

第九章　脉管系统   99

第十章　感觉器   123

第十一章　内分泌系统   132

第十二章　神经系统   138

第十三章　人体胚胎发生总论   159

附：易读错和写错的字   170

第一章 ｜ 绪 论

一、重点和难点解释

（一）人体的组成与分部

1. 人体的组成

细胞：人体的基本结构和功能单位。

组织：形态结构相似、功能相近的细胞借细胞间质结合在一起构成组织。

器官：几种不同的组织构成具有一定形态、功能的结构，称器官。

系统：许多功能相关的器官连接在一起，完成一种连续的生理功能的结构，称系统。

人体可分为运动系统、消化系统、呼吸系统、泌尿系统、生殖系统、脉管系统、感觉器、神经系统和内分泌系统9大系统。

消化、呼吸、泌尿和生殖4个系统的大部分器官位于胸腔、腹腔和盆腔内，并借孔道直接或间接与外界相交通，故总称为内脏。

2. 人体的分部 人体可分为头、颈、躯干和四肢4部分。

头：颅部、面部。

颈：颈部、项部。

躯干：胸部、腹部、背部、盆会阴部。

四肢：上肢（肩、臂、前臂、手）、下肢（臀、大腿、小腿、足）。

（二）常用的解剖学术语

1. 解剖学姿势 ①身体直立；②两眼向前平视；③上肢下垂；④下肢并拢；⑤手掌和足尖向前。

2. 方位术语 描述方位时，以解剖学姿势为依据：①上和下（以头足为依据）；②前和后（以胸腹为依据）；③内侧和外侧（以正中矢状面为依据）；④内和外（用以描述空腔器官结构相互位置关系）；⑤浅和深（以体表为依据）；⑥近侧和远侧（以四肢的附着部为依据）。

3. 轴和面

（1）轴：①矢状轴（呈前后方向）；②冠状轴（呈左右方向）；③垂直轴（呈上下方向）。

"矢"指箭，箭射出后为前后方向行进的，故矢状轴为前后方向；"冠"指帽子，古人所戴帽子的帽翅为左右方向，故冠状轴为左右方向。

（2）面：①矢状面（将人体分为左、右两部分）；②冠状面（将人体分为前、后两部分）；③水平面又称横切面（将人体分为上、下两部分）。

对于器官而言，与器官长轴平行的切面为纵切面，与器官长轴垂直的切面为横切面。

二、学习目标检测

（一）名词解释

1. 解剖学姿势

2. 正中矢状面

3. 内脏

（二）判断题

1. 鼻位于眼的下方，口的上方。

2. 心、肝、脾、肺、肾都是内脏。

3. 上肢分为肩、臂、肘、前臂、腕和手。

4. 水平面、冠状面和矢状面三面相互垂直。

5. 内和外是用于描述与皮肤表面相对距离关系的术语。

（三）简答题

人体倒立时，头为上还是下？为什么？

（四）A 型选择题

1. 人体结构和功能的基本单位是

    A. 组织   B. 器官

    C. 细胞   D. 系统

    E. 细胞间质

2. **不属于**内脏器官的是

    A. 肝   B. 肾

    C. 肺   D. 子宫

    E. 心

3. 躯干的分部**不包括**

    A. 胸部　　　　　　　　　　　B. 腹部

    C. 背部　　　　　　　　　　　D. 腰部

    E. 盆会阴部

4. 关于解剖学姿势的描述，正确的是

    A. 上肢上举　　　　　　　　　B. 手掌向躯干

    C. 呈立正姿势　　　　　　　　D. 足尖向前外

    E. 下肢并拢

5. 按解剖学姿势规定，拇指位于示指的

    A. 外侧　　　　　　　　　　　B. 内侧

    C. 远侧　　　　　　　　　　　D. 浅层

    E. 近侧

6. 将人体分为前、后两部分的纵切面是

    A. 正中矢状面　　　　　　　　B. 水平面

    C. 矢状面　　　　　　　　　　D. 冠状面

    E. 纵切面

7. 用以描述空腔器官结构相互位置关系的术语是

    A. 前和后　　　　　　　　　　B. 上和下

    C. 内侧和外侧　　　　　　　　D. 内和外

    E. 浅和深

8. 以体表为准的方位术语是

    A. 前和后　　　　　　　　　　B. 上和下

    C. 浅和深　　　　　　　　　　D. 内和外

    E. 近侧和远侧

三、学习目标检测参考答案

（一）名词解释

1.（略）

2. 正中矢状面：通过人体正中，将人体分为左、右对称两部分的矢状面，称正中矢状面。

3.（略）

（二）判断题

1. √

2. ×　解析：心属于脉管系统，不属于内脏。

3. ×　解析：上肢分为肩、臂、前臂和手。

4. √

5. ×　解析：内和外是用以描述空腔器官结构相互位置关系的术语，近腔者为内，远腔者为外。浅和深是用以描述与皮肤表面相对距离关系的术语。

（三）简答题

答：人体倒立时，头为上。因为描述方位时，无论人体处于何姿势，均以解剖学姿势为依据。

（四）A型选择题

1. C　解析：细胞是人体的基本结构和功能单位。

2. E　解析：内脏不包括脉管系统，故心不属于内脏器官。

3. D　解析：躯干包括胸部、腹部、背部、盆会阴部4部分。背的下部称为腰。

4. E　解析：身体直立，两眼平视，上肢下垂，下肢并拢，手掌向前，足尖向前的姿势，称解剖学姿势。

5. A　解析：按解剖学姿势规定，拇指较示指距正中矢状面更远，故选外侧。

6. D　解析：将人体分为前、后两部分的纵切面是冠状面；将人体分为左、右两部分的纵切面是矢状面。

7. D　解析：①上和下（以头足为依据）；②前和后（以胸腹为依据）；③内侧和外侧（以正中矢状面为依据）；④内和外（用以描述空腔器官结构相互位置关系）；⑤浅和深（以体表为依据）；⑥近侧和远侧（以四肢的附着部为依据）。

8. C　解析：见上题。

（王之一）

第二章 ｜ 细　胞

一、重点和难点解释

（一）细胞的形态和数量

细胞是人体结构和功能的基本单位。细胞的形态多样，大小不一，其形态与细胞的功能相适应。

（二）细胞的基本结构

在光学显微镜下，细胞分为细胞膜、细胞质和细胞核3部分。

1. 细胞膜　细胞膜属单位膜，单位膜主要由脂质、蛋白质和糖组成。

液态镶嵌模型学说：液态脂质双分子层构成细胞膜的基架，不同结构和功能的蛋白质镶嵌其中，糖类分子与脂质、蛋白质结合后附在细胞膜的外表面。

2. 细胞质　由细胞器、基质和包含物组成。

（1）细胞器：是细胞质中具有特定形态结构并执行一定生理功能的有形成分。

1）线粒体：由两层单位膜构成。线粒体的主要功能是氧化分解营养物质产生能量。

2）核糖体：合成蛋白质。

3）内质网：由单位膜围成，有两种形式。粗面内质网表面有核糖体附着，其主要功能是合成分泌蛋白质；滑面内质网无核糖体附着，功能多样，如类固醇激素的合成、肝细胞的解毒作用、糖原的分解释放葡萄糖、肌肉收缩的调节等。

4）高尔基体（又称高尔基复合体）：由单位膜围成平行排列的扁平膜囊、大囊泡和小囊泡3种膜状结构所组成。主要功能是参与细胞的分泌活动。

5）溶酶体：由单位膜围成囊状结构，内含60多种酸性水解酶，能对进入细胞内的外来物质（如细菌）以及自身衰老的细胞器进行消化分解。

6）过氧化物酶（微体）：由一层单位膜围成的小体，内含多种与过氧化氢代谢有关的酶，其标志酶是过氧化氢酶。主要功能是清除细胞代谢过程中产生的过氧化氢及其他毒性物质，对细胞起保护作用。

7）中心体：参与细胞分裂。

8）细胞骨架：包括微管、微丝和中间丝等。功能是维持细胞形状、参与细胞运动。

（2）基质：是无定形的半透明胶状物质，主要由水和基质蛋白构成，是细胞进行多种物质代谢的重要场所。

（3）包含物：细胞质内具有一定形态（细胞器除外）的各种代谢产物或储存物质的总称，如腺细胞内的分泌颗粒、脂肪细胞内的脂滴和肝细胞内的糖原颗粒等。

3. 细胞核　细胞核由核膜、核仁、染色质（染色体）和核基质组成。

（1）核膜：为双层单位膜，核膜上有核孔。

（2）核仁：主要功能是合成 rRNA。

（3）染色质与染色体：主要化学成分是 DNA 和蛋白质。细胞分裂时，染色质丝高度螺旋化形成具有特定形态结构的染色体。因此，染色质与染色体实际上是同一种物质在细胞分裂不同时期的两种表现形式。

人体细胞除生殖细胞外都有 23 对染色体，其中常染色体 22 对；性染色体 1 对，男性为 XY 染色体，女性为 XX 染色体。

二、学习目标检测

（一）名词解释

1. 液态镶嵌模型学说

2. 细胞器

（二）填空题

1. 人体结构和功能的基本单位是_____。

2. 光学显微镜下，人体细胞分为_____、_____和_____3 部分。

3. 细胞膜主要由_____、_____、和_____组成。

4. 细胞质由_____、_____和_____组成。

5. 细胞核由_____、_____、_____和_____组成。

6. 染色质的主要化学成分是_____和_____。

（三）判断题

1. 染色质和染色体是同一物质在细胞分裂不同时期的两种表现形式。

2. 脂质双分子层在正常生理条件下呈固态。

（四）A 型选择题

1. 人体基本结构和功能单位是

　　A. 细胞　　　　　　　　　　　　　　B. 组织

C. 器官   D. 系统

E. 内脏

2. 下列**不属于**人体细胞结构的是

   A. 细胞壁   B. 细胞膜

   C. 细胞质   D. 细胞核

   E. 染色体

3. 构成人体细胞膜基本骨架的是

   A. 膜蛋白   B. 脂质

   C. 糖蛋白   D. 糖脂

   E. 结合蛋白

4. 下列细胞结构中由两层单位膜构成的是

   A. 细胞膜   B. 溶酶体

   C. 线粒体   D. 高尔基体

   E. 内质网

5. 下列**不属于**人体细胞器的是

   A. 线粒体   B. 内质网

   C. 核糖体   D. 基质

   E. 微体

6. 为细胞活动提供能量的细胞器是

   A. 线粒体   B. 内质网

   C. 核糖体   D. 高尔基体

   E. 溶酶体

7. 能对外源性有害物质以及内源性衰老破损的细胞器进行消化分解的细胞器是

   A. 线粒体   B. 内质网

   C. 核糖体   D. 微体

   E. 溶酶体

8. 和细胞分裂有关的细胞器是

   A. 线粒体   B. 内质网

   C. 核糖体   D. 中心体

   E. 溶酶体

9. 能够合成类固醇激素的细胞器是

   A. 线粒体   B. 粗面内质网

C. 滑面内质网　　　　　　　　　　　　D. 核糖体

E. 高尔基体

10. 防止细胞氧中毒，对细胞起到保护作用的细胞器是

A. 线粒体　　　　　　　　　　　　　B. 内质网

C. 核糖体　　　　　　　　　　　　　D. 中心体

E. 微体

三、学习目标检测参考答案

（一）名词解释

1. 液态镶嵌模型学说：液态脂质双分子层构成细胞膜的基架，不同结构和功能的蛋白质镶嵌其中，糖类分子与脂质、蛋白质结合后附在细胞膜的外表面。

2. 细胞器：是细胞质中具有特定形态结构并执行一定生理功能的有形成分。

（二）填空题

1. 细胞

2. 细胞膜　细胞质　细胞核

3. 脂质　蛋白质　糖

4. 细胞器　基质　内含物

5. 核膜　核仁　染色质（染色体）　核基质

6. DNA　蛋白质

（三）判断题

1. √

2. ×　解析：脂质双分子层在正常生理条件下呈液态。

（四）A型选择题

1. A　解析：细胞是构成人体的基本结构和功能单位。

2. A　解析：人体细胞没有细胞壁，植物细胞有细胞壁。

3. B　解析：见重点和难点解释中的"液态镶嵌模型学说"。

4. C　解析：线粒体是由两层单位膜套叠而成的囊状结构。

5. D　解析：细胞质由细胞器、基质和包含物组成。细胞器包括线粒体、核糖体、内质网、高尔基体、溶酶体、微体、中心体、细胞骨架。

6. A　解析：线粒体为细胞活动提供95%以上的能量，故被喻为细胞的"动力工厂"。

7. E　解析：溶酶体能对进入细胞内的外来物质（如细菌）以及自身衰老的细胞

器进行消化分解。

8. D　解析:中心体参与细胞分裂。

9. C　解析:滑面内质网功能多样,如类固醇激素的合成、肝细胞的解毒作用、糖原的分解释放葡萄糖、肌肉收缩的调节等。

10. E　解析:微体主要功能是清除细胞代谢过程中产生的过氧化氢及其他毒性物质,对细胞起保护作用。

（王发宝）

第三章 | 基 本 组 织

一、重点和难点解释

组织 = 细胞 + 细胞外基质（又称细胞间质）。细胞外基质 = 均质状的基质 + 纤维。（注意：光镜结构又称为一般结构或微细结构；电镜结构又称为超微结构。）

（一）上皮组织

上皮组织简称上皮，由密集排列的上皮细胞和少量的细胞间质构成，具有保护、吸收、分泌和排泄等功能。依据分布及功能的不同，上皮组织分为被覆上皮和腺上皮。（注意：细胞间质只有基质，没有纤维。）

1. 被覆上皮　被覆上皮覆盖于身体表面、某些实质性器官的表面或衬贴在有腔器官的腔面（表 3-1）。其共同特征是：①细胞多，细胞间质少，细胞排列紧密呈膜状。②上皮细胞呈极性分布，有游离面和基底面。③上皮组织一般无血管，其营养由结缔组织供给。

表 3-1　被覆上皮的分类及分布

细胞层数	上皮类型	主要分布
单层上皮	单层扁平上皮	心、血管和淋巴管的腔面（内皮）
		胸膜、腹膜和心包膜的表面（间皮）
	单层立方上皮	肾小管和小叶间胆管
	单层柱状上皮	胃、小肠、大部分大肠、胆囊、子宫等腔面
	假复层纤毛柱状上皮	呼吸道
复层上皮	复层扁平上皮	未角化的：口腔、食管和阴道等腔面
		角化的：皮肤表皮
	变移上皮	肾小盏、肾大盏、肾盂、输尿管和膀胱等腔面

2. 腺上皮和腺　以分泌功能为主的上皮称为腺上皮。以腺上皮为主要成分的器官称为腺。

根据腺分泌物的排出方式不同，腺分为内分泌腺和外分泌腺。

3. 上皮组织的特殊结构

（1）游离面：微绒毛和纤毛。

（2）侧面：紧密连接、中间连接、桥粒和缝隙连接。

（3）基底面：基膜。

（二）结缔组织

结缔组织由细胞和大量细胞间质构成。其主要特点是：细胞数量少但种类多，分布稀疏无极性；细胞间质多，包括基质和纤维。结缔组织在人体内分布广泛，具有连接、支持、营养、运输、保护、修复和防御等功能。

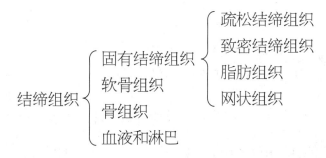

1. 固有结缔组织

（1）疏松结缔组织（蜂窝组织）：广泛分布于细胞之间、组织之间和器官之间，起着连接、支持、防御和修复等功能。

结构特点：细胞数量少，但种类多而分散；纤维数量少，排列疏松；基质和血管丰富。

1）细胞：成纤维细胞（合成纤维和基质，在创伤修复中起重要作用）；巨噬细胞（变形运动、吞噬异物和衰老的细胞、参与免疫应答）；浆细胞（能合成和分泌免疫球蛋白，即抗体，参与体液免疫）；肥大细胞（肝素有抗凝血作用，组胺、白三烯和嗜酸性粒细胞趋化因子都与过敏反应有关）；脂肪细胞（能合成和贮存脂肪）。

2）细胞间质：包括纤维（胶原纤维、弹性纤维和网状纤维）和基质。

（2）致密结缔组织：主要分布于肌腱、韧带、被膜等处。

结构特点：细胞和基质少，胶原纤维多而粗大，排列致密。

（3）脂肪组织：由大量脂肪细胞构成。主要分布于皮下组织、网膜和肠系膜等处。

（4）网状组织：由网状纤维和网状细胞构成。主要分布于造血器官和淋巴组织等处。

2. 软骨组织和软骨

（1）软骨组织：由软骨细胞与细胞间质构成。

（2）软骨的分类：根据间质内的纤维不同分三类。含胶原原纤维的透明软骨，包括呼吸道软骨、肋软骨、关节软骨；含胶原纤维束的纤维软骨，分布于椎间盘、关节盘、关节唇、耻骨联合；含弹性纤维的弹性软骨，分布于耳郭、会厌。

3. 骨组织　骨组织是骨的主体结构，由骨细胞和钙化的细胞间质组成。骨组织分骨密质和骨松质，两者的区别在于骨板的排列方式不同。

4. 血液　由血浆和血细胞组成。

（1）血浆：为淡黄色液体，占全身血液的55%。血液离开血管后自然凝固所析出的淡黄色透明液体，称血清。

（2）血细胞

$$
血细胞
\begin{cases}
红细胞
\begin{cases}
男：(4.0\sim5.5)\times10^{12}/L \\
女：(3.5\sim5.0)\times10^{12}/L
\end{cases} \\
白细胞(4\sim10)\times10^{9}/L
\begin{cases}
有粒白细胞
\begin{cases}
中性粒细胞：50\%\sim70\% \\
嗜酸性粒细胞：0.5\%\sim3\% \\
嗜碱性粒细胞：0\sim1\%
\end{cases} \\
无粒白细胞
\begin{cases}
淋巴细胞：20\%\sim30\% \\
单核细胞：3\%\sim8\%
\end{cases}
\end{cases} \\
血小板(100\sim300)\times10^{9}/L
\end{cases}
$$

1）红细胞：成熟的红细胞呈双凹圆盘状，无细胞核和细胞器，胞质内充满血红蛋白（hemoglobin, Hb）。血红蛋白具有结合与运输 O_2 和 CO_2 的功能。正常成人血液中血红蛋白的含量：男性为120～160g/L，女性为110～150g/L。

2）白细胞：白细胞呈球形，体积比红细胞大，能以变形运动穿过毛细血管壁进入结缔组织。根据白细胞胞质内有无特殊颗粒，将白细胞分为有粒白细胞和无粒白细胞。有粒白细胞常简称粒细胞，根据其特殊颗粒的染色性，又可分为中性粒细胞、嗜酸性粒细胞和嗜碱性粒细胞3种。中性粒细胞可杀灭细菌，具有活跃的变形运动能力和吞噬功能。嗜酸性粒细胞有减轻过敏反应和杀灭寄生虫等功能。嗜碱性粒细胞参与过敏反应。单核细胞具有活跃的变形运动功能，进入结缔组织分化为巨噬细胞。淋巴细胞具有免疫功能。

3）血小板：呈双凸圆盘状，在血涂片上，常聚集成群。血小板在止血和凝血过程中起重要作用。

（三）肌组织

肌组织主要由肌细胞构成，肌细胞又称肌纤维。肌细胞的细胞膜称肌膜，细胞质称肌质（肌浆）。肌组织分骨骼肌、心肌和平滑肌3种（表3-2）。

1. 骨骼肌　附着于骨,由骨骼肌纤维构成,横纹明显。肌质内有大量平行排列的肌原纤维。相邻两条 Z 线之间的一段肌原纤维,称肌节。每个肌节由 1/2 I 带 +A 带 +1/2 I 带组成。肌节是骨骼肌纤维结构和功能的基本单位。

肌膜向肌浆内凹陷形成横行小管。肌质网在靠近横小管处膨大,并彼此连接成环行扁囊,称终池。每条横小管及其两侧的终池合称三联体。

2. 心肌　分布于心壁和邻近心脏的大血管壁等处,由心肌纤维构成,横纹不如骨骼肌明显。心肌纤维连接处有一条染色较深的带状结构,称闰盘。

3. 平滑肌　广泛分布于消化道、呼吸道、血管等中空性器官的管壁内,由平滑肌纤维构成,无横纹。

表 3-2　三种肌组织的微细结构特点比较

名称	骨骼肌	心肌	平滑肌
肌纤维形态	长圆柱形	短圆柱形,有分叉	长梭形
细胞核数量	多个	1~2 个	1 个
细胞核形态	扁椭圆形	卵圆形	长椭圆形或杆状
细胞核位置	紧靠肌膜	细胞中央	细胞中央
横纹	有,明显	有,不如骨骼肌明显	无
闰盘	无	有	无

（四）神经组织

神经组织由神经细胞和神经胶质细胞组成。神经细胞又称神经元,具有接受刺激、整合信息和传导冲动等功能。神经胶质细胞具有支持、绝缘、保护和营养等作用。

1. 神经元

（1）形态和结构:神经元由胞体和突起两部分构成。

胞体是神经元的营养和代谢中心,细胞膜具有接受刺激、处理信息、产生和传导神经冲动的功能,细胞质内的特征性结构是尼氏体(又称嗜染质)和神经原纤维。尼氏体能合成蛋白质和神经递质。

树突有一个至多个,其功能主要是接受刺激;轴突只有一个,主要功能是将神经冲动由胞体传递给其他神经元或效应器。

（2）分类:按突起的数目可分为多极神经元、双极神经元和假单极神经元;按功能可分为感觉神经元(传入神经元)、运动神经元(传出神经元)和联络神经元(中间神经元)。

（3）突触:神经元之间或神经元与效应细胞之间传递信息的结构称突触。神经冲动只有通过突触,才能由一个神经元传给另一个神经元。突触分电突触和化学突触两类。电镜下观察,化学突触由突触前成分、突触间隙和突触后成分3部分构成。化学突触神经冲动传导的特点是单向性的,即只能由突触前神经元传到突触后神经元,不能逆向传导。

2. 神经胶质细胞　散布于神经元之间,种类较多(表3-3)。

表3-3　神经胶质细胞的类型和功能

位置	类型	功能
中枢神经系统	星形胶质细胞	支持和绝缘;参与血脑屏障的构成
	少突胶质细胞	形成有髓神经纤维的髓鞘
	小胶质细胞	吞噬功能
	室管膜细胞	支持和保护;参与脑脊液的形成
周围神经系统	施万细胞	形成有髓神经纤维的髓鞘
	卫星细胞	保护

3. 神经纤维　由神经元的长突起及包在它外面的神经胶质细胞构成。神经纤维分有髓神经纤维和无髓神经纤维两类。有髓神经纤维有郎飞结和髓鞘。

4. 神经末梢　为神经纤维的终末部分。按功能不同分为感觉神经末梢和运动神经末梢。

(张娟娟　王国庆)

二、学习目标检测

(一)名词解释

1. 内皮
2. 腺
3. 血清
4. 血象
5. 闰盘
6. 突触

(二)填空题

1. 结缔组织包括_____、_____、_____和_____。

2. 疏松结缔组织内的细胞主要有_____、_____、_____、_____和_____等;纤维有_____、_____和_____3种。

3. 软骨分为_____、_____和_____3种。

4. 血液由_____和_____构成。

5. 血细胞分_____、_____和_____3类。

6. 根据白细胞胞质内有无_____,可将白细胞分为_____和_____两类;前者包括_____、_____和_____3种,后者包括_____和_____2种。

7. 成熟的红细胞,无_____和_____,细胞质内充满了_____。

8. 肌组织可分为_____、_____和_____3类。

9. 神经组织由_____和_____组成。

10. 神经元按突起多少分为_____、_____、_____3类;按功能分为_____、_____、_____3类。

11. 电镜下观察,化学突触由_____、_____和_____3部分构成。

（三）判断题

1. 假复层纤毛柱状上皮为复层上皮。

2. 胃、小肠、胆囊和子宫腔面的上皮均为单层柱状上皮。

3. 人体内所有的细胞均有细胞膜、细胞质和细胞核三部分。

4. 中性粒细胞有减轻过敏反应和杀灭寄生虫等功能。

5. 相邻两条 Z 线之间的一段肌原纤维,称肌节。

6. 骨骼肌纤维邻接处有闰盘。

7. 树突主要功能是将神经冲动由胞体传递给其他神经元或效应器。

（四）简答题

1. 简述被覆上皮的分类与主要分布。

2. 简述疏松结缔组织中各种细胞的功能和纤维的名称。

3. 简述血细胞的分类和各类血细胞的正常值。

4. 简述化学突触的超微结构。

（五）A型选择题

1. 组织内**无血管**的是

    A. 上皮组织   B. 疏松结缔组织

    C. 肌组织   D. 骨组织

    E. 神经组织

2. 单层柱状上皮分布在

    A. 皮肤   B. 气管

    C. 血管   D. 胃

    E. 尿道

3. 假复层纤毛柱状上皮分布在
   A. 大肠　　　　　　　　　　B. 气管
   C. 血管　　　　　　　　　　D. 尿道
   E. 膀胱

4. 器官的内表面分布有变移上皮的是
   A. 子宫　　　　　　　　　　B. 膀胱
   C. 气管　　　　　　　　　　D. 胃
   E. 食管

5. 内表面分布有内皮的器官是
   A. 皮肤　　　　　　　　　　B. 气管
   C. 血管　　　　　　　　　　D. 胃
   E. 尿道

6. 单层立方上皮分布在
   A. 大肠　　　　　　　　　　B. 气管
   C. 肾小管　　　　　　　　　D. 皮肤
   E. 胃

7. 具有保护、耐摩擦和阻止异物侵入功能的上皮是
   A. 复层扁皮上皮　　　　　　B. 单层柱状上皮
   C. 假复层纤毛柱状上皮　　　D. 变移上皮
   E. 单层柱状上皮

8. 属于复层上皮的是
   A. 内皮　　　　　　　　　　B. 单层柱状上皮
   C. 假复层纤毛柱状上皮　　　D. 变移上皮
   E. 间皮

9. 蜂窝组织是指
   A. 软骨组织　　　　　　　　B. 疏松结缔组织
   C. 致密结缔组织　　　　　　D. 血液
   E. 脂肪组织

10. 能合成纤维和基质的细胞是
    A. 脂肪细胞　　　　　　　　B. 巨噬细胞
    C. 成纤维细胞　　　　　　　D. 肥大细胞
    E. 网状细胞

11. 参与过敏反应的细胞是
    A. 脂肪细胞   B. 巨噬细胞
    C. 成纤维细胞   D. 肥大细胞
    E. 网状细胞

12. B淋巴细胞在抗原刺激下转化为
    A. 浆细胞   B. 巨噬细胞
    C. 成纤维细胞   D. 肥大细胞
    E. 网状细胞

13. 能合成和分泌抗体的是
    A. 浆细胞   B. 巨噬细胞
    C. 成纤维细胞   D. 肥大细胞
    E. 网状细胞

14. 胞质中含肝素的细胞是
    A. 脂肪细胞   B. 巨噬细胞
    C. 成纤维细胞   D. 肥大细胞
    E. 网状细胞

15. 吞噬异物并参与免疫反应的细胞是
    A. 浆细胞   B. 巨噬细胞
    C. 肥大细胞   D. 脂肪细胞
    E. 成纤维细胞

16. 急性化脓性感染时可明显增多的白细胞是
    A. 嗜酸性粒细胞   B. 嗜碱性粒细胞
    C. 中性粒细胞   D. 淋巴细胞
    E. 单核细胞

17. 常在寄生虫感染或过敏性疾病时明显增多的是
    A. 嗜酸性粒细胞   B. 嗜碱性粒细胞
    C. 中性粒细胞   D. 淋巴细胞
    E. 单核细胞

18. 下列细胞能吞噬细菌和异物的是
    A. 淋巴细胞   B. 血小板
    C. 中性粒细胞   D. 嗜碱性粒细胞
    E. 嗜酸性粒细胞

19. 具有止血、凝血作用的血细胞是

    A. 红细胞   B. 单核细胞

    C. 淋巴细胞   D. 中性粒细胞

    E. 血小板

20. 与肥大细胞功能基本相同的是

    A. 淋巴细胞   B. 单核细胞

    C. 中性粒细胞   D. 嗜碱性粒细胞

    E. 嗜酸性粒细胞

21. 患儿，男，8岁。两周前有上呼吸道感染史，近日出现畏寒、发热，全身皮肤、黏膜出血，并有大片瘀斑，实验室检查血小板计数 $18 \times 10^9/L$，出血时间延长。对此患儿采取静脉输血治疗的目的是

    A. 补充血容量   B. 纠正贫血

    C. 供给血小板   D. 增加白蛋白

    E. 输入能量

22. 与伤口愈合密切相关的细胞是

    A. 脂肪细胞   B. 巨噬细胞

    C. 成纤维细胞   D. 肥大细胞

    E. 网状细胞

23. 下列结构属于细胞的是

    A. 胶原纤维   B. 弹性纤维

    C. 网状纤维   D. 肌纤维

    E. 神经纤维

24. 骨骼肌纤维结构和功能的基本单位是

    A. 肌膜   B. 横小管

    C. 肌节   D. 肌束

    E. 肌质网

25. 每个肌节的构成包括

    A. I 带 +A 带 +I 带   B. I 带 +A 带

    C. 1/2I 带 +A 带 +1/2I 带   D. 2A 带 +2I 带

    E. 2I 带 +A 带 +2I 带

26. 参与形成周围神经系统神经纤维髓鞘的是

    A. 星形胶质细胞   B. 少突胶质细胞

C. 小胶质细胞   D. 施万细胞

E. 卫星细胞

27. 神经元内合成蛋白质和神经递质的是

A. 细胞核   B. 轴突

C. 神经原纤维   D. 溶酶体

E. 尼氏体

28. 能感受痛觉的是

A. 触觉小体   B. 环层小体

C. 游离神经末梢   D. 运动终板

E. 肌梭

29. 能感受压觉和振动觉的是

A. 运动终板   B. 游离神经末梢

C. 触觉小体   D. 环层小体

E. 肌梭

30. 运动终板分布于

A. 骨骼肌   B. 心肌

C. 平滑肌   D. 腺体

E. 血管

三、学习目标检测参考答案

（一）名词解释

1. 内皮：分布于心、血管和淋巴管腔面的单层扁平上皮称内皮。

2. 腺：以腺上皮为主要成分的器官称腺，有分泌功能。

3. 血清：血液凝固后析出的淡黄色透明液体称血清。

4. 血象：血细胞的形态、数量、百分比和血红蛋白含量的测定结果称为血象。患病时，血象常有显著变化，成为诊断疾病重要指标。

5. 闰盘：相邻心肌纤维连接处染色较深，称为闰盘，是心肌纤维的特征性结构。

6. 突触：神经元之间或神经元与效应细胞之间传递信息的结构称突触。

（二）填空题

1. 固有结缔组织　软骨组织　骨组织　血液和淋巴

2. 成纤维细胞　巨噬细胞　浆细胞　肥大细胞　脂肪细胞　胶原纤维　网状纤维　弹性纤维

3. 透明软骨　弹性软骨　纤维软骨

4. 血浆　血细胞

5. 红细胞　白细胞　血小板

6. 特殊颗粒　有粒白细胞　无粒白细胞　中性粒细胞　嗜酸性粒细胞　嗜碱性粒细胞　单核细胞　淋巴细胞

7. 细胞核　细胞器　血红蛋白

8. 骨骼肌　心肌　平滑肌

9. 神经元　神经胶质细胞(神经胶质)

10. 多极神经元　双极神经元　假单极神经元　感觉神经元　运动神经元　联络神经元

11. 突触前成分　突触间隙　突触后成分

（三）判断题

1. ×　解析：假复层纤毛柱状上皮为单层上皮。

2. √

3. ×　解析：成熟红细胞没有细胞核。

4. ×　解析：中性粒细胞可杀灭细菌，具有活跃的变形运动能力和吞噬功能。嗜酸性粒细胞有减轻过敏反应和杀灭寄生虫等功能。

5. √

6. ×　解析：相邻心肌纤维连接处染色较深，称为闰盘。

7. ×　解析：树突的功能主要是接受刺激，而轴突的主要功能才是将神经冲动由胞体传递给其他神经元或效应器。

（四）简答题

1. 答：见表 3-1 被覆上皮的分类及分布。

2. 答：

（1）疏松结缔组织中各种细胞的功能是：①成纤维细胞，合成纤维和基质，在创伤修复中起重要作用。②巨噬细胞，变形运动、吞噬异物和衰老的细胞、参与免疫应答。③浆细胞：能合成和分泌免疫球蛋白（即抗体），参与体液免疫。④肥大细胞，肝素有抗凝血作用；组胺、白三烯和嗜酸性粒细胞趋化因子都与过敏反应有关。⑤脂肪细胞，能合成和贮存脂肪。

（2）疏松结缔组织中的纤维有胶原纤维、弹性纤维和网状纤维。

3. 答：见重点和难点解释中的血细胞。

4. 答：化学突触由突触前成分、突触间隙和突触后成分 3 部分构成。突触前、后成分彼此相对的细胞膜,分别称为突触前膜和突触后膜,两者之间称突触间隙。

(五)A型选择题

1. A 解析:上皮组织内无血管,其所需营养依靠结缔组织内的血管透过基膜供给。

2. D 解析:单层柱状上皮分布于胃、小肠、大部分大肠、胆囊、子宫等器官腔面。

3. B 解析:假复层纤毛柱状上皮分布于呼吸道等器官腔面。

4. B 解析:变移上皮分布于肾小盏、肾大盏、肾盂、输尿管和膀胱等器官腔面。

5. C 解析:内皮分布于心、血管和淋巴管的腔面。

6. C 解析:单层立方上皮分布于肾小管、小叶间胆管等处。

7. A 解析:复层扁平上皮具有耐摩擦和阻止异物侵入等作用,损伤后有很强的再生修复能力。

8. D 解析:变移上皮由多层细胞组成,可分为表层细胞、中间层细胞和基底细胞。

9. B 解析:疏松结缔组织细胞种类较多而分散,纤维数量较少而排列稀疏,组织松软而状如蜂窝,故又称为蜂窝组织。

10. C 解析:成纤维细胞具有合成纤维和基质的功能。

11. D 解析:肥大细胞内的组胺和白三烯可引起荨麻疹、支气管哮喘等过敏反应。

12. A 解析:B淋巴细胞在抗原的刺激下可转化为浆细胞,分泌免疫球蛋白即抗体,参与体液免疫。

13. A 解析:浆细胞能合成和分泌免疫球蛋白,即抗体,参与体液免疫。

14. D 解析:肥大细胞胞质内充满粗大的嗜碱性分泌颗粒,颗粒内含有肝素、组胺和嗜酸性粒细胞趋化因子等活性物质。

15. B 解析:巨噬细胞是体内广泛存在的一种免疫细胞,具有吞噬作用、抗原呈递作用和分泌功能。

16. C 解析:中性粒细胞具有很强的趋化作用和吞噬功能,其吞噬对象以细菌为主,故临床上白细胞计数增加和中性粒细胞比例增高,往往提示可能为急性化脓性细菌感染。

17. A 解析:嗜酸性粒细胞能吞噬抗原抗体复合物,减轻过敏反应,并可杀灭寄生虫,故在患过敏性疾病或寄生虫病时,血液中的嗜酸性粒细胞增多。

18. C 解析:中性粒细胞具有很强的趋化作用和吞噬功能,其吞噬对象以细菌为主。

19．E　解析：血小板在止血和凝血过程中起重要作用。

20．D　解析：嗜碱性粒细胞与肥大细胞的作用基本相同，参与过敏反应。

21．C　解析：血小板正常计数为（100～300）×10⁹/L，在止血和凝血过程中起重要作用。该患儿全身皮肤、黏膜出血，并有大片瘀斑，实验室检查血小板计数18×10⁹/L，出血时间延长，说明血小板严重不足，故应采取静脉补充血小板。

22．C　解析：成纤维细胞具有较强的再生能力，能合成纤维和基质，在创伤修复中起重要作用。

23．D　解析：肌细胞又称肌纤维。

24．C　解析：肌节递次排列构成肌原纤维，是骨骼肌纤维结构和功能的基本单位。

25．C　解析：每个肌节由1/2I带+A带+1/2I带组成。

26．D　解析：施万细胞参与周围神经系统中神经纤维髓鞘的构成。

27．E　解析：尼氏体由发达的粗面内质网和游离核糖体构成，能合成蛋白质和神经递质。

28．C　解析：游离神经末梢参与感受冷、热、轻触和痛的刺激。

29．D　解析：环层小体是广泛分布于皮下组织、腹膜、肠系膜、韧带和关节囊等处的圆形或卵圆形小体，能感受压觉和振动觉。

30．A　解析：躯体运动神经元的轴突终末部分附着在骨骼肌纤维的表面，连接区域呈椭圆形板状隆起，称运动终板，又称神经肌连结。

（王国庆　张娟娟）

第四章 ｜ 运 动 系 统

一、重点和难点解释

运动系统的组成：骨、骨连结和骨骼肌。运动系统的功能：支持、运动和保护。

（一）骨

1. 概述

（1）骨的分类：按部位分为颅骨、躯干骨和四肢骨。按形态分为长骨、短骨、扁骨和不规则骨。

长骨可分一体（骨干）和两端，体内有容纳骨髓的髓腔（骨髓腔）。长骨的两端为骺，幼年时，骨干与骺之间保留骺软骨，成年后，骺软骨骨化，遗留的密质线为骺线。

（2）骨的构造：包括骨质（骨密质和骨松质）、骨膜、骨髓（红骨髓、黄骨髓）。5 岁前的骨髓均为具有造血功能的红骨髓，长骨的骺、扁骨和不规则骨内终生存在红骨髓，故临床上常在髂嵴（髂结节、髂前上棘或髂后上棘）、胸骨或椎骨的棘突等处做骨髓穿刺（注意：小儿常选胸骨，因髂嵴、棘突等处的软骨尚未骨化）。

（3）骨的化学成分和物理特性：骨的化学成分主要是有机质和无机质。幼儿骨有机质和无机质约各占一半，故骨的弹性大而柔韧性好，易变形而不易骨折。成人骨的有机质和无机质比例最适当（3∶7）。老年人骨的无机质所占比例更大，故脆性较大，易发生骨折。

（4）骨性标志：能观察或触摸到的骨性突起或凹陷称为骨性标志。（在体表可以观察或触摸到的骨性突起或凹陷称为体表标志。如坐骨棘为骨性标志，但不是体表标志。）

2. 躯干骨 躯干骨包括椎骨、胸骨和肋骨，分别参与脊柱、胸廓和骨盆的构成。

（1）椎骨：成人椎骨有 26 块，包括 7 块颈椎、12 块胸椎、5 块腰椎、1 块骶骨和 1块尾骨。

1）椎骨的一般形态：椎骨分椎体和椎弓两部分，两者围成椎孔，全部椎孔连成椎管。椎弓分椎弓根和椎弓板。椎弓板上发出 7 个突起（横突 1 对、上关节突 1 对、下关节突 1 对、棘突 1 个）。相邻椎骨的上、下切迹围成椎间孔。

2）各部椎骨的主要特征

颈椎：椎体较小，均有横突孔，第 2～6 颈椎棘突末端分叉。寰椎无椎体、棘突和关节突，其前弓后面正中有齿突凹，枢椎的齿突与其相关节；隆椎棘突长，末端不分叉，是临床上计数椎骨序数和针灸取穴的标志。

胸椎：椎体和横突均有与肋相连的关节面（肋凹），棘突多细长伸向后下。

腰椎：椎体大，棘突均呈板状，水平伸向后方。

骶骨：由 5 块骶椎融合而成，有岬、骶正中嵴、骶前孔、骶后孔、骶管、骶管裂孔、骶角、耳状面等结构。

尾骨：由 4 块尾椎融合而成。

（2）胸骨：分胸骨柄、胸骨体、剑突 3 部分。胸骨上缘中部的凹陷称颈静脉切迹。胸骨柄与胸骨体连结处向前的横行隆起称胸骨角，两侧平对第 2 肋，是计数肋的标志。

（3）肋骨：肋骨和肋软骨构成肋。第 1～7 对肋为真肋；第 8～10 对肋为假肋；第 11～12 对肋为浮肋。肋体内面近下缘处的肋沟内有肋间神经、血管经过（注意：胸膜腔穿刺时沿肋的上缘进针的解剖学基础，即避免损伤肋沟内的血管和神经）。

3. 颅骨

（1）脑颅骨：共 8 块，包括成对的颞骨、顶骨和不成对的额骨、筛骨、蝶骨及枕骨。

（2）面颅骨：共 15 块，包括成对的上颌骨、腭骨、颧骨、鼻骨、泪骨、下鼻甲和不成对的犁骨、下颌骨及舌骨。

（3）颅的整体观

1）颅顶面观：矢状缝、冠状缝、人字缝。

2）颅底内面观：颅前窝的筛板上有筛孔通鼻腔，颅中窝主要有垂体窝、视神经管、眶上裂、圆孔、卵圆孔、棘孔和破裂孔等，颅后窝有枕骨大孔、舌下神经管内口、内耳门、颈静脉孔、横窦沟和乙状窦沟等。

3）颅底外面观：从前向后依次可见牙槽弓、牙槽、骨腭、鼻后孔、卵圆孔、棘孔、下颌窝、关节结节、破裂孔、颈动脉管外口、颈静脉孔、枕骨大孔、枕髁、枕外隆凸、舌下神经管外口、茎突、茎乳孔等，枕外隆凸是重要的骨性标志。

4）颅侧面观：乳突、颧弓、颞窝、翼点。翼点为额、顶、颞、蝶 4 骨汇合处形成的"H"形骨缝，此处骨质较薄弱，其内面有脑膜中动脉前支通过，此处骨折极易损伤该动脉。

5）颅前面观：①眶：视神经管、眶上孔或眶上切迹、眶下孔、泪腺窝、泪囊窝、眶上裂和眶下裂；②骨性鼻腔：内侧壁为骨性鼻中隔，外侧壁上有上、中、下三个鼻甲和鼻道；③鼻旁窦：共有4对，分别为上颌窦、额窦、蝶窦和筛窦。

（4）新生儿颅的特征：新生儿的脑颅远大于面颅。在新生儿颅顶各骨之间尚存留有未完全骨化的结缔组织膜，称为颅囟。颅顶有前囟、后囟、蝶囟和乳突囟。前囟在出生后1~1.5岁闭合，其余各颅囟则在生后不久闭合。

4. 四肢骨

（1）上肢骨

1）锁骨：内侧2/3凸向前，外侧1/3凸向后。内侧端粗大为胸骨端，外侧端扁平为肩峰端。锁骨骨折部位多位于中、外1/3交界处。

2）肩胛骨：分两面、三角和三缘。

主要结构有：肩胛下窝、肩胛冈、冈上窝、冈下窝、肩峰、关节盂、喙突。上角平第2肋，下角平第7肋，上、下角为计数肋的标志。

3）肱骨：肱骨头、外科颈、解剖颈、三角肌粗隆、桡神经沟、内上髁、外上髁、尺神经沟、鹰嘴窝、肱骨小头、肱骨滑车。（注意解剖颈与外科颈的区别。）

4）桡骨：桡骨头、桡骨粗隆、尺切迹、（桡骨）茎突。

5）尺骨：鹰嘴、冠突、滑车切迹、桡切迹、尺骨头、（尺骨）茎突。

6）手骨：腕骨（顺口溜：舟月三角豆、大小头状钩）、掌骨和指骨。

（2）下肢骨

1）髋骨：由髂骨、耻骨和坐骨融合而成（髋臼、闭孔）。

髂骨：髂嵴、髂前上棘、髂后上棘、髂结节、髂窝、弓状线、耳状面。

坐骨：坐骨结节、坐骨棘、坐骨大切迹、坐骨小切迹。

耻骨：耻骨梳、耻骨结节、耻骨联合面。

2）股骨：股骨头、股骨颈、大转子、小转子、臀肌粗隆、内侧髁、外侧髁、髁间窝。

3）胫骨：内侧髁、外侧髁、髁间隆起、胫骨粗隆、内踝。

4）腓骨：腓骨头、外踝。

5）足骨：①跗骨（距骨、跟骨、足舟骨、内侧楔骨、中间楔骨、外侧楔骨和骰骨）。②跖骨（第1~5跖骨）。③趾骨（共14块）。

5. 全身重要的骨性标志及意义

（1）躯干骨常用的骨性标志

1）第7颈椎棘突：是背部计数椎骨的标志。

2）骶角：是寻找骶管裂孔的标志，会阴手术时可经此孔入骶管进行硬膜外阻滞麻醉。

3）胸骨角：两侧平对第 2 肋，为计数肋的标志。

4）剑突：与左侧肋弓相交处称左剑肋角，是心包穿刺的常用部位；测量鼻尖经耳垂再到剑突的距离，是测量成人鼻饲管插管深度的常用方法。

5）肋弓：由第 7~10 肋的肋软骨组成，是触摸肝、脾的标志。

6）肋间隙：左侧第 5 肋间隙、左锁骨中线内侧 1.0~2.0cm，此处可触及心尖的搏动。

（2）颅骨常用的骨性标志

1）颧弓：上缘后端可触及颞浅动脉的搏动。

2）下颌角：在咬肌前缘绕下颌骨下缘处，可触及面动脉的搏动，是面动脉的压迫止血点。

3）乳突：外耳门后下方突起，化脓性中耳炎时，可出现乳突压痛。

4）颅囟：作为婴儿发育标志和颅内压变化的检测标志；也是婴儿静脉穿刺的部位。

5）枕外隆凸：枕骨后面中部的隆起，是枕部最突出的部位。

（3）上肢骨常用的骨性标志

1）锁骨：中 1/3 上方的凹陷称锁骨上大窝，此窝中部可触及锁骨下动脉的搏动，稍上是臂丛阻滞麻醉的注射部位。呼吸困难时，此窝于吸气时加深。锁骨下静脉穿刺或插管可经锁骨上缘或下缘进行。

2）肩峰：是肩部后外侧的骨性隆起；臂外侧自肩峰下 2~3 横指为三角肌肌内注射区。

3）肩胛骨的上角和下角：上角平对第 2 肋；下角平对第 7 肋或第 7 肋间隙，为计数肋的标志。

4）肱骨大结节：为肩部最外侧的骨性隆起。

5）肱骨内、外上髁：当肘关节屈至 90° 时，肱骨内、外上髁和尺骨鹰嘴三隆起点的连线构成一个尖朝下的等腰三角形，称为肘后三角。肘关节发生后脱位时，鹰嘴向后上移位，三点的位置关系则发生改变。内上髁的后方为尺神经沟，内有尺神经通过。

6）桡骨茎突：前面内侧有桡动脉通过。

（4）下肢骨常用的骨性标志

1）髂嵴：两侧髂嵴最高点连线经过第 4 腰椎棘突，是腰椎穿刺定位的标志；经臀裂顶点和髂嵴最高点分别作水平线和垂直线，外上象限为臀大肌注射区；是产科测量骨盆髂嵴间径的标志。

2）髂前上棘：右髂前上棘与脐连线的中、外 1/3 交点称麦克伯尼点，是阑尾根部的体表投影；髂前上棘后1~2cm处，是骨髓穿刺时髂前上棘穿刺点；髂前上棘外侧三横指处为臀中肌和臀小肌的注射部位；是产科测量骨盆髂棘间径的标志。

3）髂后上棘：在骶骨两侧，臀部上方突出的部位，是骨髓穿刺时髂后上棘穿刺点。

4）坐骨结节：是产科测量骨盆坐骨结节间径的标志。

5）髂结节：是腹部分区的重要标志之一。

6）股骨大转子：臀大肌注射十字定位法，髂后上棘与股骨大转子连线以上的外上象限区域为注射区。为髋部最外侧的骨性隆起，是定位坐骨神经的标志。

7）腓骨头：在腓骨头下方外伤时易伤及腓总神经。

8）胫骨粗隆：是髌韧带的附着点，易出现劳损以及炎症。

9）耻骨结节：耻骨结节与髂前上棘之间连有腹股沟韧带。

10）坐骨棘：为骨盆测量和分娩时判断产程的重要标志。

11）内踝和外踝：内踝的前方有大隐静脉经过；外踝的后方有小隐静脉经过；在踝关节的前方，内、外踝连线的中点稍下方可触及足背动脉的搏动。可在内踝前上方行大隐静脉切开术。

12）跟骨结节：跟腱附着处。

（二）骨连结

1. 概述

（1）直接连结：分纤维连结、软骨连结和骨性结合3类，连结间无间隙。

（2）间接连结：又称关节，连结间有间隙。

基本结构：关节面、关节腔、关节囊。

辅助结构：韧带、关节盘和关节唇等。

运动：屈和伸；收和展；旋转（旋内和旋外）；环转。

2. 躯干骨的连结

（1）脊柱

1）椎骨的连结：包括椎间盘、韧带和关节。椎间盘由髓核和纤维环构成，纤维环的后外侧部较薄弱。韧带有长韧带（前纵韧带、后纵韧带和棘上韧带）和短韧带（黄韧带和棘间韧带）。关节包括关节突关节、寰枢关节和寰枕关节。

2）脊柱的整体观：侧面观有颈曲、胸曲、腰曲、骶曲4个生理性弯曲。

3）脊柱的运动：前屈、后伸、侧屈、旋转和环转等运动。

（2）胸廓

1）胸廓的组成：12块胸椎、12对肋骨、1块胸骨和它们之间的骨连结共同构成。

主要关节有肋椎关节和胸肋关节。第8～10肋软骨的前端依次与上位肋软骨相连形成的软骨缘，称肋弓，可在体表摸到，是临床上腹部触诊确定肝、脾、胆囊位置的重要标志。（注意：第7肋的肋软骨参与肋弓的构成。）

2）胸廓的整体观：胸廓上口由胸骨上缘、第1肋和第1胸椎体围成；胸廓下口由第12胸椎、第11肋和第12肋前端、肋弓和剑突围成。相邻两肋之间的间隙称肋间隙。两侧肋弓之间的夹角称胸骨下角，剑突又将胸骨下角分成了左剑肋角和右剑肋角。

（3）颅骨的连结：颞下颌关节由下颌骨的下颌头与颞骨的下颌窝及关节结节构成。结构特点：关节囊松弛，关节腔内有关节盘。

（4）上肢骨的连结

1）肩关节：由关节盂和肱骨头构成。

结构特点：肱骨头大而圆，关节盂浅而小，关节囊薄而松弛（顺口溜：头大盂小囊松弛），下壁最为薄弱，易发生前下方脱位。运动：屈、伸、收、展、旋内、旋外及环转运动。（注意：不要将"弛"错写作"驰"。）

2）肘关节：由肱骨下端与尺、桡骨上端构成。

结构特点：三个小关节（肱尺关节、肱桡关节、桡尺近侧关节）位于一个关节囊内。关节囊后壁最为薄弱，故临床上常见尺、桡两骨向后脱位。屈肘时，肱骨内、外上髁和尺骨鹰嘴三点连线成一个等腰三角形；当伸时时，此三点成一直线。运动：主要做屈、伸运动。

3）桡尺骨的连结：包括桡尺近侧关节、前臂骨间膜和桡尺远侧关节。桡尺近侧与远侧关节联合运动时，可使前臂做旋前、旋后运动。

4）手关节：包括桡腕关节、腕骨间关节、腕掌关节、掌指关节和指骨间关节。

桡腕关节（腕关节）：由桡骨下端、尺骨头下方的关节盘与手舟骨、月骨、三角骨构成。运动：屈和伸、内收和外展、环转。

（5）下肢骨的连结

1）骨盆：由髋骨、骶骨和尾骨借耻骨联合、骶髂关节、韧带连结而成。

骨盆的分部：骨盆以界线为界，分为大骨盆和小骨盆。界线由骶岬（岬）、弓状线、耻骨梳、耻骨结节、耻骨联合上缘构成。骨盆上口由界线围成，骨盆下口由尾骨尖、骶结节韧带、坐骨结节、坐骨支、耻骨下支和耻骨联合下缘围成。骨盆的性别差异见表4-1。

2）髋关节：由髋臼和股骨头构成。

结构特点：髋臼深凹，几乎容纳整个股骨头；关节囊紧张而坚韧。运动：可做各种运动，但运动幅度小。

表 4-1 骨盆的性别差异

部位	男性	女性
骨盆形状	较窄长	较短宽
骨盆上口	较小,近三角形(心形)	较大,椭圆形或圆形
骨盆下口	较小	较大
骨盆腔	高而窄,呈漏斗形	短而宽,呈圆桶形
耻骨下角	70°~75°	90°~100°

3)膝关节:由股骨下端、胫骨上端与髌骨构成。

结构特点:关节囊薄而松弛;前壁有髌韧带、两侧有副韧带加强;囊内有前、后交叉韧带和内、外侧半月板。运动:主要做屈、伸运动。

4)胫、腓骨的连结:胫骨外侧髁的腓关节面与腓骨头构成胫腓关节;胫、腓两骨干之间借小腿骨间膜相连;胫、腓两骨的下端借韧带连结。

5)足关节:包括距小腿关节、跗骨间关节、跗跖关节、跖趾关节和趾骨间关节。

距小腿关节(踝关节):由胫骨下端、腓骨下端与距骨构成。结构特点:关节囊前后壁薄而松弛;两侧有韧带加强。运动:背屈(伸)、跖屈(屈)、足内翻和足外翻。

(三)骨骼肌

1. 概述

(1)肌的形态和构造

1)分类:长肌、短肌、扁肌和轮匝肌。

2)构造:肌腹、肌腱(腱膜)。

(2)肌的起止和配布

1)肌的起止:肌在固定骨上的附着点称为起点或定点,在移动骨上的附着点称为止点或动点。通常把接近躯干正中矢状面或四肢靠近侧端的附着点看作为肌的起点,把另一端则看作为肌的止点。(注意:起点和止点是不变的,但动点和定点是可变的。如在做"引体向上"时,胸大肌的起点为动点,止点为定点。)

2)肌的配布:协同肌和拮抗肌。

(3)肌的辅助装置:筋膜(浅筋膜、深筋膜)、滑膜囊和腱鞘。

2. 头肌 头肌分为面肌和咀嚼肌两部分。

咀嚼肌包括咬肌、颞肌、翼内肌和翼外肌。当牙咬紧时,在下颌角的前上方可摸到咬肌,在颧弓上方可摸到颞肌。

3. 颈肌 浅层主要有胸锁乳突肌,其一侧收缩使头向同侧倾斜,面转向对侧;两侧同时收缩可使头后仰。

斜角肌间隙:前、中斜角肌与第1肋之间形成的三角形间隙,内有锁骨下动脉和臂丛通过。

4. 躯干肌

(1)背肌:分为浅、深两群。浅群主要有斜方肌和背阔肌,深群是竖脊肌。

1)斜方肌:收缩时可使肩胛骨向脊柱靠拢。肩胛骨固定,两侧同时收缩可使头后仰。

2)背阔肌:收缩时使肩关节内收、旋内和后伸。当上肢上举固定时,可引体向上。

3)竖脊肌:两侧同时收缩可使脊柱后伸和仰头,一侧收缩可使脊柱侧屈。

(2)胸肌:包括胸大肌、胸小肌、前锯肌、肋间外肌和肋间内肌。

1)胸大肌:收缩时使肩关节内收、旋内和前屈;当上肢固定时,可引体向上,也可提肋助吸气。

2)胸小肌:当肩胛骨固定时,可提肋助吸气。

3)前锯肌:收缩时拉肩胛骨向前并使其紧贴胸廓。当肩胛骨固定时,可上提肋以助深吸气。

4)肋间肌:肋间内肌降肋助呼气、肋间外肌提肋助吸气。

(3)膈肌:为主要的呼吸肌。收缩时,膈穹窿下降,以助吸气;舒张时,膈穹窿恢复,以助呼气。膈肌上有3个裂孔(表4-2)。注意:三个孔的名称叫法不同,较狭长的称裂孔,圆形的称孔。

表4-2 膈的裂孔名称、位置和通过的结构

裂孔名称	位置	通过的结构
主动脉裂孔	平对第12胸椎	主动脉、胸导管
食管裂孔	平对第10胸椎	食管、迷走神经
腔静脉孔	平对第8胸椎	下腔静脉

(4)腹肌

1)前外侧群:腹直肌(腱划)、腹外斜肌(腹股沟韧带、腹股沟管浅环)、腹内斜肌和腹横肌。

2)后群:腰大肌和腰方肌。

3)腹肌形成的结构:①腹直肌鞘,前层由腹外斜肌腱膜、腹内斜肌腱膜前层构成;后层由腹内斜肌腱膜后层、腹横肌腱膜构成。②白线,由两侧腹直肌鞘的纤维彼此交织形成。③腹股沟管,位于腹股沟韧带内侧半的上方,为腹前壁下部的肌、筋膜和腱膜之间的斜行裂隙,长4~5cm,男性的精索或女性的子宫圆韧带由此通过。管

的内口称腹股沟管深(腹)环,管的外口即腹股沟管浅(皮下)环。④腹股沟三角,又称海氏三角:位于腹前壁下部,是由腹直肌外侧缘、腹股沟韧带和腹壁下动脉围成的三角形区域。此区为腹壁下部的薄弱处,易发生腹股沟直疝。

5. 四肢肌

(1)上肢肌

1)上肢带肌

三角肌:位于肩部外侧,肌束从前面、外侧面、后面包绕肩关节,向外下方止于肱骨的三角肌粗隆。主要作用:使肩关节外展。

2)臂肌

肱二头肌:长头起自肩胛骨关节盂的上方,短头起自喙突,两头合成一肌腹,向下移行为肌腱,止于桡骨粗隆。主要作用:屈肘关节和肩关节。

肱三头肌:长头起自肩胛骨关节盂的下方,外侧头与内侧头分别起自桡神经沟外上方和内下方的骨面,3个头向下会合成一肌腱止于尺骨鹰嘴。主要作用:伸肘关节和肩关节。

3)前臂肌:前群9块,后群10块。前群主要是屈肌和旋前肌,后群主要是伸肌和旋后肌,肌的名称与肌的作用基本一致。

4)手肌:分外侧群(鱼际)、内侧群(小鱼际)和中间群。

5)上肢的局部结构

腋窝:是位于臂上部内侧与胸外侧壁之间的锥体形腔隙。腋窝内除了有分布于上肢的血管和神经通过外,还有大量的脂肪组织及淋巴结、淋巴管等。

肘窝:是位于肘关节前面的倒三角形凹窝。

(2)下肢肌

1)髋肌

前群:髂腰肌(腰大肌和髂肌)。

后群:①臀大肌,起自髂骨外面和骶骨背面,肌束止于股骨的臀肌粗隆等。收缩时可使髋关节后伸和旋外。②臀中肌和臀小肌,臀中肌位于臀部外上方,臀小肌位于臀中肌的深面,两肌共同收缩可使髋关节外展。③梨状肌,位于臀中肌的下方,将坐骨大孔分隔成梨状肌上、下孔,孔内有血管、神经通过,其收缩可使髋关节外展和旋外。

2)大腿肌:分前群、后群和内侧群。

前群:①缝匠肌,收缩时可屈髋关节和膝关节。②股四头肌,有股直肌、股内侧肌、股外侧肌和股中间肌4个头,向下会合成肌腱,延续为髌韧带止于胫骨粗隆。收缩时可伸膝关节,股直肌还可屈髋关节。

内侧群:浅层(耻骨肌、长收肌、股薄肌)和深层(短收肌、大收肌)。

后群:股二头肌、半腱肌、半膜肌。

3)小腿肌:分前群、外侧群和后群。

后群浅层为小腿三头肌(腓肠肌和比目鱼肌),以粗大的跟腱止于跟骨结节。

4)足肌:分足底肌和足背肌。

5)下肢的局部结构

股三角:上界为腹股沟韧带,内侧界为长收肌内侧缘,外侧界为缝匠肌内侧缘。股三角内从外侧向内侧依次有股神经、股动脉、股静脉等。

腘窝:上外侧界为股二头肌,上内侧界为半腱肌和半膜肌,下外侧界和下内侧界分别为腓肠肌的外侧头和内侧头。腘窝内有胫神经、腘静脉、腘动脉和腓总神经等结构。

6. 全身重要的肌性标志及意义

(1)头颈部

1)咬肌:当牙咬紧时,在下颌角的前上方,颧弓下方可摸到坚硬的条状隆起。当面部出血时,可在咬肌前缘与下颌骨下缘交界处进行压迫止血。

2)胸锁乳突肌:当头向一侧转动时,在对侧可明显看到从前下方斜向后上方呈长条状的隆起。如头颈部出血时,在胸锁乳突肌前缘,相当于环状软骨平面,可将颈总动脉向后将其压在第6颈椎横突上进行止血;胸锁乳突肌后缘中点处是颈部皮神经阻滞麻醉的部位。

(2)躯干部

1)竖脊肌:脊柱两旁的纵行肌性隆起,竖脊肌外侧缘与第12肋形成的夹角处称为肾区,是临床上肾囊封闭常用的进针部位。

2)胸大肌:胸前壁较膨隆的肌性隆起,其下缘构成腋前壁。

3)腹直肌:腹前正中线两侧的纵行隆起,肌肉发达者可见脐以上有三条横沟,即为腹直肌的腱划。

(3)上肢

1)三角肌:在肩部形成圆隆的外形,其止点在臂外侧中部呈现一小凹,在臂外侧,肩峰下2～3横指处是三角肌注射的安全区。

2)肱二头肌:当屈肘握拳旋后时,可明显在臂前面见到膨隆的肌腹。在肘窝中央,亦可摸到此肌的肌腱,是肱二头肌反射检查的叩击部位。其内侧可触及肱动脉搏动,测量血压时,通常将听诊器的胸件置于此部位。

3)肱三头肌:在臂的后面,三角肌后缘的下方可见到肱三头肌长头。鹰嘴上方的肱三头肌肌腱是进行肱三头肌反射检查的叩击部位。

（4）下肢

1）股四头肌：髌骨下方的股四头肌肌腱是进行膝反射检查的叩击部位；股外侧肌是肌内注射的常用部位。

2）小腿三头肌：在小腿后面，可明显见到该肌膨隆的肌腹及跟腱。跟腱是进行踝反射检查的叩击部位。

（瞿学烨　谢玮铭）

二、学习目标检测

（一）名词解释

1. 胸骨角

2. 肋弓

3. 翼点

4. 鼻旁窦

5. 颅囟

6. 椎间盘

7. 股三角

（二）填空题

1. 运动系统由_____、_____和_____组成，其功能主要是_____、_____和_____。

2. 骨由_____、_____和_____构成。

3. 骨质分为_____和_____。_____致密坚硬，分布于骨的表层；_____结构疏松，分布于骨的内部。

4. 骨髓充填于_____和_____内，分为_____和_____。_____具有造血功能。

5. 骨按形态分为_____、_____、_____、_____；按部位分为_____、_____、_____。

6. 躯干骨包括_____、_____和_____。

7. 椎骨包括_____、_____、_____、_____和_____。

8. 椎骨分_____和_____两部分，两者共同围成_____。相邻两个椎骨的椎上、下切迹共同围成_____，内有_____通过。

9. 胸骨分_____、_____和_____三部分。第1~7对肋称_____，第

8～10对肋称_____,第11～12对肋称_____。

10. 鼻旁窦包括_____、_____、_____和_____。

11. 髋骨由_____、_____和_____融合而成,融合处有一深窝称_____。

12. 关节的基本结构包括_____、_____和_____。

13. 连结相邻两个椎体间的纤维软骨盘称_____,由_____和_____构成。

14. 从侧面观,脊柱有四个生理性弯曲,分别是_____、_____、_____和_____。

15. 胸廓由_____、_____和_____连结而成。

16. 肩关节由_____和_____构成。

17. 肘关节由_____、_____和_____构成。

18. 骨盆由_____、_____和_____构成,以_____为界,分为上方的_____和下方的_____。

19. 髋关节由_____和_____构成。

20. 人体最大、最复杂的关节是_____,由_____、_____和_____构成。

21. 骨骼肌按形态可分为_____、_____、_____和_____。

22. 骨骼肌由_____和_____构成,其中_____具有收缩功能。

23. 肌的辅助结构有_____、_____和_____。

24. 膈有三个裂孔,分别为_____、_____和_____,其中_____紧贴脊柱的前方,内有_____和_____通过;穿过膈中心腱的是_____,内有_____通过。

25. 膈_____时,膈穹窿下降,以助_____;膈_____时,膈穹窿上升恢复原位,胸腔容积减小,以助_____。

26. 腹前外侧壁的3层扁肌由浅入深依次是_____、_____和_____,3层扁肌的腱膜共同构成_____。

27. 男性腹股沟管内有_____通过,女性腹股沟管内有_____通过。

28. 髂嵴的前端叫_____,后端叫_____。

（三）判断题

1. 椎体与椎弓共同围成椎间孔。

2. 在前臂,尺骨位于桡骨的内侧。

3. 左、右两侧髂嵴最高点的连线平对第4腰椎棘突,为临床上腰椎穿刺的定位标志。

4. 具有一体和两端的骨都是长骨。

5. 颈椎的横突上都有横突孔。

6. 确定骶管麻醉的体表标志是骶角。

7. 骨的表面完全被骨膜覆盖。

8. 胸骨角是胸骨柄与胸骨体之间的夹角。

9. 三角肌收缩能使肩关节外展。

10. 吸气时膈肌收缩，膈顶下降，胸腔容积增大。

（四）填图题

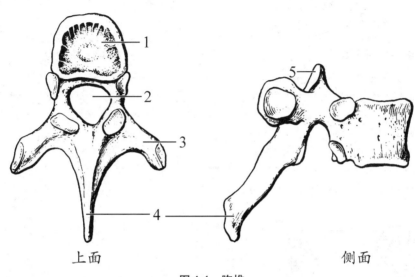

上面　　　　　　　　　　　侧面

图 4-1　胸椎

1._____; 2._____; 3._____; 4._____; 5._____。

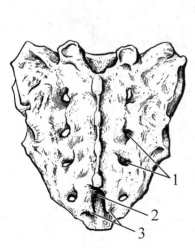

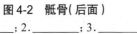

图 4-2　骶骨（后面）

1._____; 2._____; 3._____。

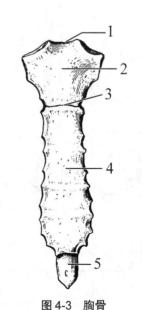

图 4-3　胸骨

1._____; 2._____; 3._____; 4._____; 5._____。

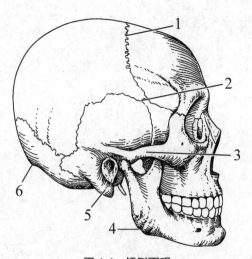

图 4-4　颅侧面观

1.＿＿＿＿＿；2.＿＿＿＿＿；3.＿＿＿＿＿；
4.＿＿＿＿＿；5.＿＿＿＿＿；6.＿＿＿＿＿。

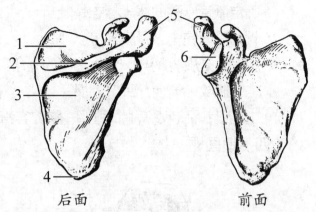

后面　　　　　　前面

图 4-5　肩胛骨

1.＿＿＿＿＿；2.＿＿＿＿＿；3.＿＿＿＿＿；
4.＿＿＿＿＿；5.＿＿＿＿＿；6.＿＿＿＿＿。

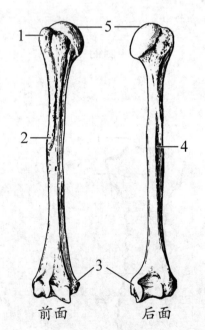

前面　　　　　后面

图 4-6　肱骨

1.＿＿＿＿＿；2.＿＿＿＿＿；3.＿＿＿＿＿；
4.＿＿＿＿＿；5.＿＿＿＿＿。

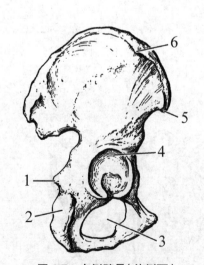

图 4-7　右侧髋骨（外侧面）

1.＿＿＿＿＿；2.＿＿＿＿＿；3.＿＿＿＿＿；
4.＿＿＿＿＿；5.＿＿＿＿＿；6.＿＿＿＿＿。

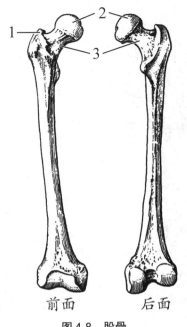

图 4-8 　股骨

1.＿＿＿＿＿；2.＿＿＿＿＿；3.＿＿＿＿＿。

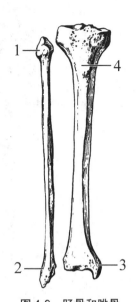

图 4-9 　胫骨和腓骨

1.＿＿＿＿＿；2.＿＿＿＿＿；3.＿＿＿＿＿；4.＿＿＿＿＿。

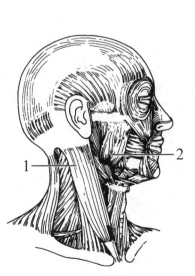

图 4-10 　头颈肌

1.＿＿＿＿＿；2.＿＿＿＿＿。

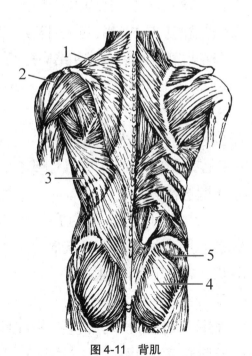

图 4-11 　背肌

1.＿＿＿＿＿；2.＿＿＿＿＿；3.＿＿＿＿＿；4.＿＿＿＿＿；5.＿＿＿＿＿。

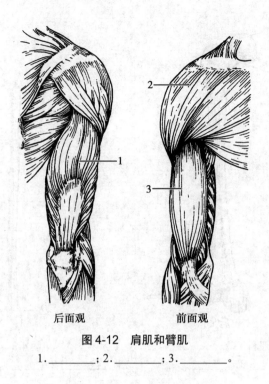

后面观　　　　　前面观

图 4-12　肩肌和臂肌

1.＿＿＿＿＿; 2.＿＿＿＿＿; 3.＿＿＿＿＿。

（五）简答题

1. 简述关节的基本结构和辅助结构。

2. 简述骨盆的构成和骨盆的性别差异。

3. 简述椎间盘的位置、构成和结构特点。

4. 简述肩关节的构成、结构特点。

5. 简述膝关节的构成、结构特点。

6. 简述腹股沟管的位置和通过物。

7. 临床上常用作肌内注射的肌有哪些?

（六）A 型选择题

1. 关于红骨髓的描述, 正确的是

　　A. 胎儿期造血, 成年期不造血

　　B. 成人存在于骨髓腔内

　　C. 不存在于板障内

　　D. 髂骨、胸骨和椎骨内终生存在红骨髓

　　E. 红骨髓有造血潜能

2. 骨髓穿刺常选用的骨是

　　A. 桡骨　　　　　　　　　　　　B. 尺骨

C. 肱骨   D. 髂骨

E. 股骨

3. 下列骨中属长骨的是

    A. 胸骨   B. 肋骨

    C. 肩胛骨   D. 下颌骨

    E. 指骨

4. 属于短骨的骨是

    A. 胸骨   B. 肋骨

    C. 椎骨   D. 腕骨

    E. 指骨

5. 胸骨角平对

    A. 第1肋软骨   B. 第2肋软骨

    C. 第3肋软骨   D. 第4肋软骨

    E. 第7肋软骨

6. 颈椎最主要的结构特征是

    A. 椎体较小   B. 椎孔较大

    C. 棘突末端分叉   D. 棘突较短

    E. 有横突孔

7. 胸椎最主要的结构特征是

    A. 椎体较小   B. 椎体的后部和横突末端有肋凹

    C. 棘突细长   D. 棘突斜向后下方

    E. 有横突孔

8. 屈颈时,形成后正中线上最明显隆起的结构是

    A. 第2颈椎棘突   B. 第6颈椎棘突

    C. 第7颈椎棘突   D. 第1胸椎棘突

    E. 第2胸椎棘突

9. 计数肋的标志性结构是

    A. 锁切迹   B. 颈静脉切迹

    C. 胸骨下角   D. 胸骨角

    E. 肋弓

10. **不属于**躯干骨的骨是

    A. 锁骨   B. 肋骨

C. 腰椎

D. 胸骨

E. 骶骨

11. 脊柱棘突水平伸向后方的部位是

A. 颈部

B. 上胸部

C. 中胸部

D. 下胸部

E. 腰部

12. 骶管麻醉时确定进针部位的标志是

A. 骶角

B. 骶前孔

C. 骶后孔

D. 骶正中嵴

E. 岬

13. 属于面颅骨的骨是

A. 蝶骨

B. 颧骨

C. 额骨

D. 筛骨

E. 颞骨

14. **不参与**翼点组成的骨是

A. 额骨

B. 顶骨

C. 颞骨

D. 蝶骨

E. 上颌骨

15. 在体表易触及的结构是

A. 下颌孔

B. 下颌管

C. 下颌骨的冠突

D. 下颌角

E. 颏孔

16. 具有乳突结构的骨是

A. 蝶骨

B. 枕骨

C. 颞骨

D. 颧骨

E. 下颌骨

17. 鼻旁窦**不包括**

A. 上颌窦

B. 额窦

C. 乳突窦

D. 筛窦

E. 蝶窦

18. 关于人字缝的描述,正确的是

A. 位于两顶骨之间

B. 位于额骨与顶骨之间

C. 位于枕骨与顶骨之间　　　　D. 顶骨与颞骨之间

E. 位于枕骨与蝶骨之间

19. 关于前囟的描述，正确的是

A. 位于额骨与两顶骨之间　　　B. 位于枕骨与两顶骨之间

C. 位于枕骨、顶骨与颞骨之间　D. 位于额骨、顶骨、蝶骨和颞骨之间

E. 出生后不久即闭合

20. 关于肩胛骨的描述，正确的是

A. 贴于胸廓前面两侧　　　　　B. 两个面、三个缘和三个角

C. 肩胛冈内侧端称肩峰　　　　D. 内侧角粗大有关节盂

E. 肩胛冈下方的凹陷称肩胛下窝

21. 肩胛骨的下角平

A. 第 2 肋　　　　　　　　　　B. 第 3 肋

C. 第 5 肋　　　　　　　　　　D. 第 7 肋

E. 第 8 肋

22. **不属于**尺骨的结构是

A. 鹰嘴　　　　　　　　　　　B. 滑车切迹

C. 尺骨头　　　　　　　　　　D. 尺神经沟

E. 茎突

23. **不属于**肱骨的结构是

A. 外科颈　　　　　　　　　　B. 桡神经沟

C. 尺神经沟　　　　　　　　　D. 内上髁

E. 鹰嘴

24. 肱骨易骨折的部位是

A. 肱骨头　　　　　　　　　　B. 解剖颈

C. 外科颈　　　　　　　　　　D. 肱骨体

E. 肱骨下端

25. 股骨易骨折的部位是

A. 股骨头　　　　　　　　　　B. 股骨颈

C. 两转子之间　　　　　　　　D. 股骨体

E. 股骨下端

26. 属于股骨体表标志的是

A. 股骨头　　　　　　　　　　B. 股骨颈

C. 大转子   D. 小转子

E. 臀肌粗隆

27. 在体表易触及的结构是

A. 肱骨头   B. 关节盂

C. 肱骨内上髁   D. 股骨颈

E. 坐骨棘

28. **不属于**髋骨体表标志的是

A. 髂前上棘   B. 坐骨结节

C. 耻骨结节   D. 髂结节

E. 髂窝

29. 属于关节基本结构的是

A. 关节盘   B. 半月板

C. 关节囊   D. 韧带

E. 关节软骨

30. 关于椎间盘的描述，**错误**的是

A. 位于相邻两椎体之间   B. 由髓核和纤维环构成

C. 坚韧而富有弹性   D. 髓核易向前外侧突出

E. 椎间盘突出症常见部位在腰部

31. 限制脊柱过度后伸的韧带是

A. 前纵韧带   B. 后纵韧带

C. 棘上韧带   D. 黄韧带

E. 棘间韧带

32. 脊柱的生理性弯曲**不包括**

A. 颈曲   B. 胸曲

C. 腰曲   D. 骶曲

E. 尾曲

33. **不参与**胸廓组成的结构是

A. 胸骨   B. 胸椎

C. 锁骨   D. 肋骨

E. 肋软骨

34. 关于骨盆的描述，**错误**的是

A. 由两侧髋骨、骶骨连结而成   B. 由界线分为大骨盆和小骨盆

C. 骨盆腔是指小骨盆的腔   D. 女性骨盆腔短而宽,呈圆桶形

E. 女性耻骨下角较男性大

35. **不参与**构成骨盆界线的结构是

    A. 髂前上棘   B. 骶骨的岬

    C. 弓状线   D. 耻骨梳

    E. 耻骨结节

36. **不参与**腕关节构成的骨是

    A. 手舟骨   B. 月骨

    C. 三角骨   D. 豌豆骨

    E. 桡骨下端

37. 有关节盘的关节是

    A. 肩关节   B. 肘关节

    C. 腕关节   D. 髋关节

    E. 踝关节

38. 半月板见于

    A. 腕关节   B. 膝关节

    C. 髋关节   D. 肩关节

    E. 踝关节

39. 关于膝关节的描述,**错误**的是

    A. 囊内有交叉韧带

    B. 囊内有半月板

    C. 前壁有髌韧带

    D. 两侧有副韧带

    E. 由股骨下端、胫骨上端和腓骨上端构成

40. **不属于**肌辅助装置的是

    A. 筋膜   B. 滑膜囊

    C. 肌间隔   D. 腱鞘

    E. 籽骨

41. **不属于**咀嚼肌的是

    A. 翼内肌   B. 颊肌

    C. 翼外肌   D. 咬肌

    E. 颞肌

42. 使脊柱后伸的肌主要是
    A. 斜方肌　　　　　　　　　B. 背阔肌
    C. 竖脊肌　　　　　　　　　D. 腰方肌
    E. 腰大肌

43. 主要的呼吸肌是
    A. 胸大肌　　　　　　　　　B. 肋间肌
    C. 背阔肌　　　　　　　　　D. 膈
    E. 腹肌

44. 属于臂肌后群的是
    A. 三角肌　　　　　　　　　B. 肱二头肌
    C. 肱三头肌　　　　　　　　D. 喙肱肌
    E. 肱肌

45. 可屈髋关节和屈膝关节的肌是
    A. 髂腰肌　　　　　　　　　B. 股四头肌
    C. 股二头肌　　　　　　　　D. 缝匠肌
    E. 半腱肌和半膜肌

46. 可屈髋关节和伸膝关节的肌是
    A. 髂腰肌　　　　　　　　　B. 股四头肌
    C. 股二头肌　　　　　　　　D. 缝匠肌
    E. 半腱肌和半膜肌

47. 外展肩关节的肌是
    A. 三角肌　　　　　　　　　B. 胸大肌
    C. 前锯肌　　　　　　　　　D. 背阔肌
    E. 肩胛下肌

48. 屈肩关节和屈肘关节的肌是
    A. 三角肌　　　　　　　　　B. 肱二头肌
    C. 肱三头肌　　　　　　　　D. 肱肌
    E. 胸大肌

49. 肌腱构成髌韧带的是
    A. 股二头肌　　　　　　　　B. 半腱肌
    C. 半膜肌　　　　　　　　　D. 股四头肌
    E. 缝匠肌

50. 臀大肌的作用是

    A. 屈髋关节   B. 伸髋关节

    C. 外展髋关节   D. 旋内髋关节

    E. 内收髋关节

三、学习目标检测参考答案

（一）名词解释

1. 胸骨角：胸骨柄与胸骨体连结处向前的横行隆起称胸骨角。

2. 肋弓：第 8～10 对肋软骨均与上位肋软骨相连形成肋弓。

3. 翼点：额、顶、颞、蝶 4 骨汇合处形成的 H 形骨缝称翼点。

4. 鼻旁窦：为上颌骨、额骨、蝶骨及筛骨内含气的空腔，位于鼻腔周围并开口于鼻腔。共有 4 对，分别称上颌窦、额窦、蝶窦和筛窦。

5. 颅囟：在新生儿颅顶各骨之间尚存留有未完全骨化的结缔组织膜，称为颅囟。

6. 椎间盘：是连结相邻两椎体之间的纤维软骨盘，由中央的髓核和周围的纤维环构成。

7. 股三角：位于大腿前面的上部，呈倒置的三角形，其上界为腹股沟韧带，内侧界为长收肌内侧缘，外侧界为缝匠肌内侧缘。在股三角内，从外侧向内侧依次有股神经、股动脉、股静脉等。

（二）填空题

1. 骨　骨连结　骨骼肌　支持　运动　保护

2. 骨质　骨膜　骨髓

3. 骨密质　骨松质　骨密质　骨松质

4. 髓腔　骨松质的间隙　红骨髓　黄骨髓　红骨髓

5. 长骨　短骨　扁骨　不规则骨　颅骨　躯干骨　四肢骨

6. 椎骨　胸骨　肋骨

7. 颈椎　胸椎　腰椎　骶骨　尾骨

8. 椎体　椎弓　椎孔　椎间孔　脊神经

9. 胸骨柄　胸骨体　剑突　真肋　假肋　浮肋

10. 上颌窦　额窦　筛窦　蝶窦

11. 髂骨　坐骨　耻骨　髋臼

12. 关节面　关节腔　关节囊

13. 椎间盘　髓核　纤维环

14. 颈曲　胸曲　腰曲　骶曲

15. 胸骨　肋骨　胸椎

16. 肱骨头　关节盂

17. 肱骨下端　桡骨上端　尺骨上端

18. 左、右髋骨或两侧的髋骨　骶骨　尾骨　界线　大骨盆　小骨盆

19. 股骨头　髋臼

20. 膝关节　股骨下端　髌骨　胫骨上端

21. 长肌　短肌　扁肌　轮匝肌

22. 肌腹　肌腱　肌腹

23. 筋膜　滑膜囊　腱鞘

24. 主动脉裂孔　食管裂孔　腔静脉孔　主动脉裂孔　主动脉　胸导管　腔静脉孔　下腔静脉

25. 收缩　吸气　舒张　呼气

26. 腹外斜肌　腹内斜肌　腹横肌　腹直肌鞘

27. 精索　子宫圆韧带

28. 髂前上棘　髂后上棘

（三）判断题

1. ×　解析：相邻椎骨的上、下切迹共同围成椎间孔。椎体与椎弓围成椎孔。

2. √

3. √

4. ×　解析：长骨有一体和两端，体内有髓腔。如肋骨也有一体和两端，但肋体内无髓腔，肋骨属扁骨。

5. √

6. √

7. ×　解析：在骨的关节面处无骨膜覆盖。

8. ×　解析：胸骨柄与胸骨体连结处向前的横行隆起称胸骨角。

9. √

10. √

（四）填图题

图 4-1：1. 椎体　2. 椎孔　3. 横突　4. 棘突　5. 上关节突

图 4-2：1. 骶后孔　2. 骶管裂孔　3. 骶角

图4-3：1.颈静脉切迹　2.胸骨柄　3.胸骨角　4.胸骨体　5.剑突

图4-4：1.冠状缝　2.翼点　3.颧弓　4.下颌角　5.乳突　6.枕外隆凸

图4-5：1.冈上窝　2.肩胛冈　3.冈下窝　4.肩胛骨下角　5.肩峰　6.关节盂

图4-6：1.大结节　2.三角肌粗隆　3.内上髁　4.桡神经沟　5.肱骨头

图4-7：1.坐骨棘　2.坐骨结节　3.闭孔　4.髋臼　5.髂前上棘　6.髂结节

图4-8：1.大转子　2.股骨头　3.股骨颈

图4-9：1.腓骨头　2.外踝　3.内踝　4.胫骨粗隆

图4-10：1.胸锁乳突肌　2.咬肌

图4-11：1.斜方肌　2.三角肌　3.背阔肌　4.臀大肌　5.臀中肌

图4-12：1.肱三头肌　2.三角肌　3.肱二头肌

（五）简答题

1. 答：关节的基本结构包括关节面、关节腔、关节囊。辅助结构包括韧带和关节盘等。

2. 答：骨盆由两侧髋骨、骶骨和尾骨构成。骨盆的性别差异见表4-1。

3. 答：椎间盘位于相邻两椎体之间，由髓核和纤维环构成。髓核为柔软富有弹性的胶状物质，位于中央；纤维环是位于髓核周围的纤维软骨板，其后外侧部较薄弱易发生破裂。

4. 答：肩关节由关节盂和肱骨头构成。结构特点是肱骨头大而圆，关节盂浅而小，关节囊薄而松弛。

5. 答：膝关节由股骨下端、胫骨上端与髌骨构成。结构特点是关节囊薄而松弛；前壁有髌韧带加强；两侧有副韧带加强；囊内有前、后交叉韧带和内、外侧半月板。

6. 答：腹股沟管位于腹股沟韧带内侧半的上方，为腹壁3块扁肌与筋膜间形成的一条斜行间隙，长4~5cm，男性的精索或女性的子宫圆韧带由此通过。

7. 答：临床上常用作肌内注射的肌有三角肌、臀大肌、臀中肌和臀小肌、股四头肌的股外侧肌。

（六）A型选择题

1. D　解析：红骨髓具有造血功能，胎儿及幼儿时期的骨髓全部是红骨髓，椎骨、髂骨、肋骨、胸骨以及肱骨和股骨等长骨骺端骨松质内终生存在红骨髓。

2. D　解析：椎骨、髂骨、肋骨、胸骨以及肱骨和股骨等长骨骺端骨松质内终生存在红骨髓，故临床上常在髂前上棘或髂后上棘等处做骨髓穿刺。

3. E　解析：长骨分布于四肢，呈长管状，分为一体两端。中部较细为体或骨干,两端膨大称为骺。指骨属于长骨。

4. D　解析:短骨多成群分布在承受重量而运动较复杂的部位,如腕部和踝部。

5. B　解析:胸骨角可在体表摸到,两侧平对第2肋,是计数肋的重要标志。

6. E　解析:颈椎椎体较小,横突根部有横突孔,有椎动脉和椎静脉通过。

7. B　解析:胸椎椎体两侧面后份的上、下缘和横突末端的前面有上肋凹、下肋凹和横突肋凹。

8. C　解析:第7颈椎又名隆椎,棘突长,末端不分叉,低头时在项部皮下易触及。

9. D　解析:胸骨角,可在体表摸到,两侧平对第2肋,是计数肋的重要标志。

10. A　解析:锁骨属于上肢骨。

11. E　解析:腰椎椎体粗壮,棘突宽短呈板状,水平伸向后方。

12. A　解析:骶管裂孔两侧有向下突出的骶角,临床上进行骶管麻醉时,常以骶角作为确定骶管裂孔位置的标志。

13. B　解析:面颅骨包括成对的上颌骨、腭骨、颧骨、鼻骨、泪骨、下鼻甲和不成对的犁骨、下颌骨及舌骨。

14. E　解析:额骨、顶骨、颞骨、蝶骨4骨会合处常形成"H"形的缝,称为翼点。

15. D　解析:下颌支后缘与下颌底相交处称为下颌角,可在体表摸到。

16. C　解析:颅侧面中部有外耳门,其前方为颧弓,后下方为乳突。

17. C　解析:鼻旁窦共有4对,分别称为上颌窦、额窦、筛窦和蝶窦。

18. C　解析:两侧顶骨与枕骨连结构成人字缝。

19. A　解析:前囟最大,位于矢状缝与冠状缝相接处。

20. B　解析:肩胛骨位于胸廓后外侧的上份,可分为两个面、三个缘和三个角。

21. D　解析:上角平对第2肋,下角平对第7肋或第7肋间隙,可作为计数肋的标志。

22. D　解析:尺神经沟是肱骨上的结构。

23. E　解析:尺骨滑车切迹后上方的突起为鹰嘴。

24. C　解析:肱骨上端与体交界处稍细称为外科颈,是骨折的易发部位。

25. B　解析:股骨头下外侧的狭细部为股骨颈,是骨折的易发部位。

26. C　解析:股骨颈与体连接处上外侧的方形隆起为大转子,可在体表摸到。

27. C　解析:肱骨小头的外侧和滑车的内侧各有一个突起,分别称为外上髁和内上髁,在体表易触及。

28. E　解析:髋骨体表标志包括髂前上棘、坐骨结节、耻骨结节、髂结节。

29. C　解析：关节的基本结构包括关节面、关节囊和关节腔3部分。

30. D　解析：是连结相邻两椎体之间的纤维软骨盘，由髓核和纤维环构成，纤维环的后外侧部较为薄弱易破裂。腰部活动度大易发生椎间盘突出症。

31. A　解析：前纵韧带位于椎体的前面，具有连结椎体和限制脊柱过度后伸的作用。

32. E　解析：侧面观，可见脊柱有颈、胸、腰、骶4个生理性弯曲。

33. C　解析：胸廓由12块胸椎、12对肋骨、1块胸骨和它们之间的骨连结共同构成。

34. A　解析：骨盆由左、右髋骨和骶、尾骨借骨连结构成。骨盆以界线为界，分大骨盆和小骨盆。女性外形短而宽呈桶状；耻骨下角较大。

35. A　解析：界线是由(骶骨)岬、弓状线、耻骨梳、耻骨结节至耻骨联合上缘构成的环形线。

36. D　解析：参与腕关节构成的骨包括桡骨下端、手舟骨、月骨和三角骨。

37. C　解析：全身有关节盘的关节包括腕关节、胸锁关节、颞下颌关节。

38. B　解析：膝关节关节囊内有垫在股骨内、外侧髁与胫骨内、外侧髁关节面之间由纤维软骨构成的内侧半月板和外侧半月板。

39. E　解析：膝关节前方为髌韧带、两侧有副韧带、关节囊内交叉韧带和半月板。由股骨下端、胫骨上端和髌骨构成。腓骨上端与胫骨构成胫腓关节。

40. E　解析：肌的周围有筋膜、滑膜囊和腱鞘等辅助装置，具有维持肌的位置、保护和协助肌活动的作用。肌间隔属深筋膜。

41. B　解析：咀嚼肌，包括咬肌、颞肌、翼内肌和翼外肌，配布于颞下颌关节周围，参与咀嚼运动。

42. C　解析：竖脊肌，纵裂于棘突两侧的深沟内，是维持人体直立姿势的重要肌。两侧同时收缩可使脊柱后伸和仰头，一侧收缩可使脊柱侧屈。

43. D　解析：膈肌为主要的呼吸肌，收缩时，膈穹窿下降，胸腔容积扩大，以助吸气；舒张时，膈穹窿上升恢复原位，胸腔容积减小，以助呼气。

44. C　解析：臂肌后群为肱三头肌。

45. D　解析：缝匠肌呈扁带状，起自髂前上棘，经大腿前面斜向内下，止于胫骨上端的内侧面，收缩时可屈髋关节和膝关节。

46. B　解析：股四头肌有股直肌、股内侧肌、股外侧肌和股中间肌4个头。股四头肌可伸膝关节，股直肌还可屈髋关节。

47. A　解析：三角肌位于肩部外侧，呈三角形覆盖肱骨上端，主要作用是使肩关节外展。

48. B 解析:肱二头肌呈梭形,起端有两个头。主要作用是屈肘关节。当前臂处于旋前位时能使前臂旋后。

49. D 解析:股四头肌 4 个头向下形成肌腱包绕髌骨的前面和两侧,向下延续为髌韧带。

50. B 解析:臀大肌位于臀部皮下,收缩时可使髋关节后伸和旋外。

(谢玮铭 瞿学烨)

第五章 | 消 化 系 统

一、重点和难点解释

（一）概述

1. 消化系统的组成　消化系统包括消化管和消化腺两部分。

上消化道：临床上通常把从口腔至十二指肠的消化管称上消化道。

下消化道：空肠及以下的消化管称下消化道。

除口腔与咽外，消化管壁自内向外分四层：黏膜（上皮、固有层、黏膜肌层）、黏膜下层、肌层、外膜。

2. 胸部标志线和腹部分区

（1）胸部标志线：前正中线、锁骨中线、腋中线、肩胛线、后正中线。

（2）腹部分区：有九区分法和四区分法两种。

（二）消化管

1. 口腔　分为口腔前庭和固有口腔两部分。

（1）口唇、颊、腭：腭垂、腭帆游离缘、两侧的腭舌弓及舌根共同围成咽峡，为口腔与咽的分界处。

（2）牙

1）牙的种类：分乳牙和恒牙。乳牙共20个，分为切牙、尖牙和磨牙；恒牙共32个，分为切牙、尖牙、前磨牙和磨牙。

2）牙的形态：分为牙冠、牙根、牙颈3部分。

3）牙的构造：由牙质、釉质、牙骨质和牙髓组成。牙髓位于牙腔（髓腔）内。

4）牙周组织：包括牙周膜、牙槽骨和牙龈3部分。

（3）舌：舌分舌体和舌根两部分。

1）舌的形态：舌下面有舌系带、舌下阜、舌下襞。

2）舌黏膜：舌乳头有丝状乳头、菌状乳头、轮廓乳头和叶状乳头。

3）舌肌：为骨骼肌。以颏舌肌在临床上较为重要，两侧颏舌肌同时收缩时舌前伸,一侧收缩时舌尖偏向患侧。

（4）唾液腺（表5-1）

表5-1　唾液腺的位置和开口

名称	位置	开口
腮腺	耳郭的前下方	上颌第2磨牙牙冠相对的颊黏膜上
下颌下腺	下颌体深面	舌下阜
舌下腺	舌下襞的深面	舌下襞和舌下阜

2. 咽　上起颅底,下至第6颈椎体下缘平面续于食管。咽是消化道和呼吸道的共同通道,分鼻咽、口咽和喉咽,详见表5-2。

表5-2　咽的结构和交通

分部	重要结构	交通
鼻咽	咽鼓管咽口、咽隐窝、咽扁桃体	向前通鼻腔;向两侧经咽鼓管通中耳鼓室
口咽	腭扁桃体、咽淋巴环	向前经咽峡通口腔
喉咽	梨状隐窝	向前经喉口通喉腔,向下续于食管

3. 食管

（1）食管的分部:分颈部、胸部和腹部。

（2）食管的狭窄部:起始处,距中切牙15cm;与左主支气管交叉处,距中切牙25cm;通过膈的食管裂孔处,距中切牙40cm。

4. 胃

（1）胃的形态和分部

1）形态:胃有两壁,即前壁、后壁;两缘,即胃大弯、胃小弯;两口,即入口贲门、出口幽门。胃小弯在最低点处的转折部位称角切迹。

2）分部:胃通常分为贲门部、胃底、胃体和幽门部4部分。幽门窦通常位于胃的最低部,胃溃疡和胃癌多发生于幽门窦近胃小弯处。

（2）胃的位置:在中等程度充盈时,大部分位于左季肋区,小部分位于腹上区。

（3）胃壁的微细结构特点:胃腺可分为胃底腺、贲门腺和幽门腺。胃底腺又称泌酸腺,分布于胃底和胃体固有层内,是胃黏膜中数量最多、功能最重要的腺体。主要由主细胞、壁细胞、颈黏液细胞组成。主细胞分泌胃蛋白酶原。壁细胞分泌盐酸和内因子。幽门处的环行平滑肌增厚称幽门括约肌。

5. 小肠　小肠是消化管中最长的一段,是消化和吸收营养物质的主要部位。小肠上起幽门,下接盲肠,分为十二指肠、空肠和回肠3部分。

（1）十二指肠：分为上部、降部、水平部和升部4部分。

十二指肠球是十二指肠溃疡及其穿孔的好发部位，十二指肠大乳头为肝胰壶腹的开口处，是临床上寻找胆总管和胰管开口的标志。

（2）空肠与回肠：空肠与回肠之间无明显的解剖标志，通常将空、回肠全长的近侧2/5称为空肠，远侧的3/5称为回肠。

（3）小肠黏膜的微细结构特点：环状襞、肠绒毛、中央乳糜管、淋巴组织。

6. 大肠　围绕在空肠、回肠的周围，可分为盲肠、阑尾、结肠、直肠和肛管5部分。除阑尾、直肠和肛管外，盲肠和结肠具有结肠带、结肠袋和肠脂垂3种特征性结构。

（1）盲肠：大肠的起始部，位于右髂窝内。

回盲瓣：回肠末端突向盲肠的回盲口处，由黏膜形成上、下两片半月形的皱襞。

（2）阑尾：阑尾根部的体表投影通常在脐与右髂前上棘连线的中、外1/3交点处，即麦克伯尼点（McBurney point），简称麦氏点。

（3）结肠：分升结肠、横结肠、降结肠和乙状结肠4部分。

（4）直肠：直肠并不直，在矢状面上形成两个弯曲，即直肠骶曲和直肠会阴曲。

直肠下段肠腔显著膨大称为直肠壶腹，直肠内面有3个由黏膜、黏膜下层和环行肌构成的直肠横襞。中间的直肠横襞大而明显，恒定地位于直肠右前壁上，距肛门约7cm，常作为临床上直肠镜检的定位标志。

（5）肛管：肛管内主要结构为肛柱、肛瓣、肛窦、齿状线。

齿状线：各肛柱下端与各肛瓣的边缘共同连接成锯齿状的环行线，称为齿状线或肛皮线。

（三）消化腺

1. 肝　肝是人体内最大的腺体。

（1）肝的形态：呈不规则的楔形，可分为前（下）、后两缘和上、下两面。

膈面：被镰状韧带分为肝右叶和肝左叶。脏面：脏面中部有略呈"H"形的沟，即两条纵沟和一条横沟。其中位于中间的横沟称为肝门，是肝左、右管，肝固有动脉左、右支，肝门静脉左、右支以及神经和淋巴管出入肝的部位。肝的脏面借"H"形的沟分为肝左叶、肝右叶、方叶和尾状叶4个叶。

（2）肝的位置：肝大部分位于右季肋区和腹上区，小部分位于左季肋区。

（3）肝的微细结构

1）肝小叶：肝的基本结构单位，包括中央静脉、肝板（索）、肝血窦、窦周隙、胆小管。

2）肝门管区：相邻肝小叶之间呈三角形或椭圆形的结缔组织小区，内有伴行的小叶间静脉、小叶间动脉和小叶间胆管通过。

（4）肝外胆道

1）胆囊：位于右季肋区肝下面的胆囊窝内，是储存和浓缩胆汁的囊状器官。

胆囊底的体表投影位于右锁骨中线与右肋弓交点的稍下方或右肋弓与右侧腹直肌外侧缘相交处，胆囊病变时此处常有压痛。

2）输胆管道

肝细胞分泌胆汁　肝左、右管→肝总管→胆总管→肝胰壶腹→十二指肠大乳头
　　　↓　　　　　　↑　　　　　↓　　　　　↑　　　　　　　　　　↓
　　胆小管 → 小叶间胆管　　胆囊管 ⇄ 胆囊　　　　　　　十二指肠

2. 胰

（1）胰的位置和形态：位于胃的后方，第1～2腰椎体前方、紧贴腹后壁。胰分为胰头、胰颈、胰体和胰尾4部分。

（2）胰的微细结构：胰实质由外分泌部和内分泌部组成。

外分泌部分泌胰液，胰液经胰管排出。胰管在穿过十二指肠的后内侧壁时与胆总管合并形成肝胰壶腹，经十二指肠大乳头开口于十二指肠。

内分泌部又称胰岛。胰岛内的 A 细胞分泌胰高血糖素，使血糖浓度升高；B 细胞分泌胰岛素，使血糖浓度降低。

二、学习目标检测

（一）名词解释

1. 上消化道

2. 咽峡

3. 麦克伯尼点

4. 肝小叶

（二）填空题

1. 消化系统由_____和_____两部分组成，临床上通常将口腔到十二指肠之间的消化管称_____，将空肠及以下的消化管称_____。

2. 除口腔与咽外，消化管壁自内向外分为_____、_____、_____和_____4部分。

3. 牙从形态上分为_____、_____、_____。从构造上分为_____、_____、_____和_____。

4. 咽是_____和_____的共同通道，可分为_____、_____和_____

3部分。

5. 胃在中等程度充盈时，大部分位于_____，小部分位于_____。

6. 小肠上起_____，下接_____，分为_____、_____和_____3部分。

7. 大肠分为_____、_____、_____、_____和_____5部分。

8. 结肠和盲肠的特征性结构有_____、_____和_____。

9. 直肠在矢状面上的两个弯曲是_____、_____。最大、最恒定的直肠横襞位于直肠的右前壁，距肛门约_____cm。

10. 肝大部分位于_____和_____，小部分位于_____。

11. 胆囊位于右季肋区肝下面的_____内。胆囊底的体表投影位于_____与_____交点的稍下方。

（三）判断题

1. 腮腺导管开口平对下颌第二磨牙牙冠。

2. 咽是呼吸道和消化道的共同通道。

3. 结肠带是腹部手术时区别大小肠的标志。

4. 阑尾位于左髂窝内，连于盲肠的后内侧壁。

5. 三条结肠带的汇合处是手术时寻找阑尾的重要依据。

6. 齿状线是区分内、外痔的标志。

7. 直肠是直的。

8. 胆汁和胰液分别排入十二指肠。

9. 胆囊位于胆囊窝内，有分泌、浓缩胆汁的功能。

（四）填图题

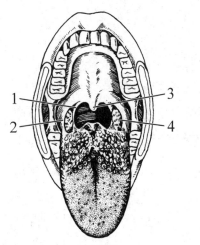

图 5-1　口腔与咽峡

1. _____；2. _____；3. _____；4. _____。

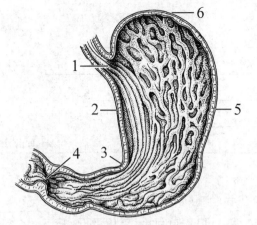

图 5-2 胃的形态

1._____; 2._____; 3._____; 4._____;
5._____; 6._____。

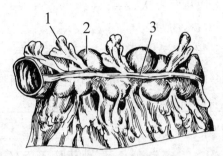

图 5-3 结肠的特点

1._____; 2._____; 3._____。

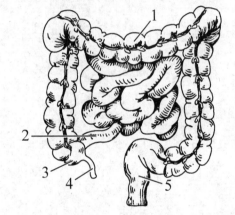

图 5-4 大肠和小肠

1._____; 2._____; 3._____; 4._____;
5._____。

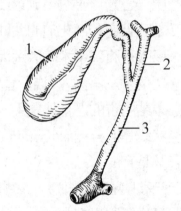

图 5-5 胆囊和输胆管道

1._____; 2._____; 3._____。

（五）简答题

1. 简述咽的分部及交通。

2. 简述胆汁排入十二指肠的途径。

3. 简述食管狭窄的部位和各狭窄距中切牙的距离。

4. 简述胃的位置、形态和分部。

（六）A型选择题

1. 上消化道**不包括**

A. 口腔
B. 咽

C. 喉
D. 食管

E. 十二指肠

2. 属于上消化道的是
    A. 小肠
    B. 胃
    C. 直肠
    D. 回肠
    E. 结肠

3. 消化道管壁分为4层，其中**不包括**
    A. 黏膜
    B. 黏膜下层
    C. 固有层
    D. 肌层
    E. 外膜

4. 腮腺导管开口于
    A. 舌下阜
    B. 舌下襞
    C. 舌系带
    D. 上颌第2磨牙牙冠相对的颊黏膜上
    E. 下颌第2磨牙牙冠相对的颊黏膜上

5. 乳牙**不包括**
    A. 中切牙
    B. 侧切牙
    C. 尖牙
    D. 前磨牙
    E. 磨牙

6. ⌊5是指
    A. 右上颌第2前磨牙
    B. 左上颌第2前磨牙
    C. 右上颌第1前磨牙
    D. 左上颌第1前磨牙
    E. 左上颌第1磨牙

7. 与咽直接相通的结构**不包括**
    A. 鼻腔
    B. 口腔
    C. 喉腔
    D. 食管
    E. 气管

8. 咽隐窝位于
    A. 口腔
    B. 口咽
    C. 鼻咽
    D. 喉咽
    E. 鼻腔

9. 腭扁桃体位于
    A. 口腔
    B. 口咽
    C. 鼻咽
    D. 喉咽
    E. 鼻腔

10. 位于口咽的结构是
    A. 舌扁桃体 B. 咽扁桃体
    C. 腭扁桃体 D. 咽隐窝
    E. 梨状隐窝

11. 关于咽的叙述，**错误**的是
    A. 上端起于颅底 B. 喉咽位于喉的前方
    C. 在第6颈椎体下缘处与食管相连 D. 是消化道和呼吸道的共同通道
    E. 可分为鼻咽、口咽和喉咽3部分

12. 鼻咽癌好发于
    A. 梨状隐窝 B. 咽隐窝
    C. 口咽 D. 喉咽
    E. 咽鼓管咽口

13. 关于咽的交通，说法**错误**的是
    A. 经咽鼓管通中耳鼓室 B. 经咽峡通口腔
    C. 经喉口通喉腔 D. 向下续于胃
    E. 经鼻后孔通鼻腔

14. 关于食管的说法，**错误**的是
    A. 上端在第6颈椎体下缘平面与咽相接
    B. 食管起始处，距中切牙10cm
    C. 食管与左主支气管交叉处，距中切牙25cm
    D. 食管穿膈处，距中切牙40cm
    E. 食管分为颈部、胸部和腹部3部分

15. 位于食管后方的结构是
    A. 气管 B. 主动脉弓
    C. 左主支气管 D. 脊柱
    E. 右主支气管

16. 食管的第2处狭窄位于
    A. 起始处 B. 穿膈处
    C. 与右主支气管交叉处 D. 与左主支气管交叉处
    E. 与主动脉弓交叉处

17. 胃溃疡的好发部位是
    A. 胃小弯 B. 胃大弯

C. 胃底

D. 胃体

E. 贲门部

18. 在中等程度充盈时,胃位于

A. 左季肋区

B. 右季肋区

C. 左季肋区和腹上区

D. 右季肋区和腹上区

E. 腹上区和脐区

19. 在中等程度充盈时,胃大部分位于

A. 腹上区

B. 右季肋区

C. 左季肋区

D. 左季肋区和腹上区

E. 脐区

20. 十二指肠溃疡的好发部位是

A. 十二指肠球

B. 十二指肠上部

C. 十二指肠降部

D. 十二指肠水平部

E. 十二指肠升部

21. 大肠**不包括**

A. 盲肠

B. 回肠

C. 结肠

D. 直肠

E. 肛管

22. 具有结肠带的肠管是

A. 十二指肠

B. 空肠

C. 肛管

D. 盲肠

E. 直肠

23. 没有结肠带的肠管是

A. 横结肠

B. 降结肠

C. 乙状结肠

D. 盲肠

E. 直肠

24. 内、外痔的分界是

A. 直肠横襞

B. 肛柱

C. 齿状线

D. 肛梳

E. 白线

25. 人体最大的腺体是

A. 腮腺

B. 舌下腺

C. 肝　　　　　　　　　　　　D. 胰

　　E. 下颌下腺

26. 对肝的正确描述是

　　A. 分前、后两面和上、下两缘　　B. 不能随呼吸上、下移动

　　C. 左侧与左肋弓一致　　　　　　D. 7 岁以后，在右肋弓下能触及

　　E. 大部分位于右季肋区和腹上区

27. 出入肝门的结构**不包括**

　　A. 肝左、右管　　　　　　　　　B. 肝静脉

　　C. 肝固有动脉　　　　　　　　　D. 肝门静脉

　　E. 神经、淋巴管

28. 肝小叶的结构**不包括**

　　A. 中央静脉　　　　　　　　　　B. 肝血窦

　　C. 肝板（肝索）　　　　　　　　D. 肝门管区

　　E. 胆小管

29. 肝的基本结构和功能单位是

　　A. 肝细胞　　　　　　　　　　　B. 肝板

　　C. 肝小叶　　　　　　　　　　　D. 肝血窦

　　E. 肝门管区

30. 分泌胆汁的结构是

　　A. 胆囊　　　　　　　　　　　　B. 肝细胞

　　C. 胆小管　　　　　　　　　　　D. 小叶间胆管

　　E. 肝左、右管

31. 肝门管区位于

　　A. 肝细胞之间　　　　　　　　　B. 肝小叶之间

　　C. 肝索之间　　　　　　　　　　D. 肝血窦之间

　　E. 窦周隙之间

32. 肝门管区内有

　　A. 中央静脉　　　　　　　　　　B. 胆小管

　　C. 小叶间静脉　　　　　　　　　D. 肝血窦

　　E. 肝板

33. 肝总管由

　　A. 肝左、右管和胆囊管合成　　　B. 胆总管和胰管合成

C. 肝左管和肝右管合成　　　　　D. 胆囊管和胆总管合成

E. 小叶间胆管汇合而成

34. 关于胆囊的说法，**错误**的是

A. 位于肝下面的胆囊窝内

B. 分泌胆汁

C. 储存胆汁

D. 胆囊底的体表投影在右锁骨中线与右肋弓交点稍下方

E. 胆总管与胰管汇合成肝胰壶腹

三、学习目标检测参考答案

（一）名词解释

1. 上消化道：临床上通常把从口腔至十二指肠的消化管称为上消化道。

2. 咽峡：腭垂、腭帆游离缘、两侧的腭舌弓及舌根共同围成咽峡，为口腔与咽的分界处。

3. 麦克伯尼点：阑尾根部的体表投影通常在脐与右髂前上棘连线的中、外 1/3 交点处，即麦氏点。

4. 肝小叶：是肝的基本结构和功能单位，包括中央静脉、肝板（索）、肝血窦、窦周隙、胆小管。

（二）填空题

1. 消化管　消化腺　上消化道　下消化道

2. 黏膜　黏膜下层　肌层　外膜

3. 牙冠　牙根　牙颈　牙质　釉质　牙骨质　牙髓

4. 消化道　呼吸道　鼻咽　口咽　喉咽

5. 左季肋区　腹上区

6. 幽门　盲肠　十二指肠　空肠　回肠

7. 盲肠　阑尾　结肠　直肠　肛管

8. 结肠带　结肠袋　肠脂垂

9. 直肠骶曲　直肠会阴曲　7

10. 右季肋区　腹上区　左季肋区

11. 胆囊窝　右锁骨中线　右肋弓

（三）判断题

1. ×　解析：腮腺管的开口部位在上颌第 2 磨牙牙冠相对的颊黏膜。

2. √

3. √

4. ×　解析：阑尾位于右髂窝内，连于盲肠的后内侧壁。

5. √

6. √

7. ×　解析：直肠并不直，在矢状面上有直肠骶曲和直肠会阴曲两个弯曲。

8. ×　解析：胰管与胆总管汇合形成肝胰壶腹，开口于十二指肠大乳头，胰液和胆汁共同注入十二指肠。

9. ×　解析：胆囊位于胆囊窝内，有储存、浓缩胆汁的功能。

（四）填图题

图 5-1：1. 腭咽弓　2. 腭舌弓　3. 腭垂　4. 腭扁桃体

图 5-2：1. 贲门　2. 胃小弯　3. 角切迹　4. 幽门　5. 胃大弯　6. 胃底

图 5-3：1. 肠脂垂　2. 结肠袋　3. 结肠带

图 5-4：1. 横结肠　2. 回肠　3. 盲肠　4. 阑尾　5. 直肠

图 5-5：1. 胆囊　2. 肝总管　3. 胆总管

（五）简答题

1. 答：①咽分鼻咽、口咽和喉咽三部分。②咽的交通：鼻咽向前与鼻腔相通、经咽鼓管与中耳鼓室相通；口咽向前经咽峡通口腔；喉咽向前经喉口通喉腔，向下续于食管。

2. 答：见重点和难点解释中肝外胆道。

3. 答：见重点和难点解释中食管的狭窄部。

4. 答：

（1）位置：胃在中等程度充盈时，大部分位于左季肋区，小部分位于腹上区。

（2）形态：胃有两壁（前壁和后壁）、两缘（上缘胃小弯、下缘胃大弯）和两口（入口贲门、出口幽门）。胃小弯最低点处有一切迹，称角切迹。

（3）分部：贲门部、胃底、胃体和幽门部（幽门窦和幽门管）。

（六）A 型选择题

1. C　解析：临床上通常把从口腔至十二指肠的消化管称为上消化道。

2. B　解析：同上。

3. C　解析：除口腔与咽外，消化管壁自内向外分为黏膜、黏膜下层、肌层和外膜 4 层。

4. D　解析：在上颌第 2 磨牙牙冠相对的颊黏膜上有腮腺管乳头，为腮腺管的开口部位。

5. D　解析：乳牙包括乳切牙、乳尖牙和乳磨牙3类，前磨牙属于恒牙。

6. B　解析：临床上常以被检查者的解剖方位为准，以"十"记号划分成上、下颌及左、右4个区，并以罗马数字Ⅰ～Ⅴ标示乳牙，用阿拉伯数字1～8标示恒牙。

7. E　解析：咽上起颅底，下至第6颈椎体下缘平面续于食管。咽的前壁不完整，自上而下分别通入鼻腔、口腔和喉腔。

8. C　解析：鼻咽的咽鼓管圆枕后方与咽后壁之间的纵行凹陷称为咽隐窝。

9. B　解析：口咽侧壁上可见扁椭圆形的腭扁桃体。

10. C　解析：舌扁桃体位于口腔；咽扁桃体和咽隐窝位于鼻咽；腭扁桃体位于口咽；梨状隐窝位于喉咽。

11. B　解析：喉咽位于会厌上缘与第6颈椎体下缘平面之间，向下与食管相续，向前经喉口与喉腔相通。

12. B　解析：鼻咽的咽鼓管圆枕后方与咽后壁之间的纵行凹陷称为咽隐窝，是鼻咽癌的好发部位。

13. D　解析：咽上起颅底，下至第6颈椎体下缘平面续于食管，咽的前壁不完整，自上而下分别通入鼻腔、口腔和喉腔，通过咽鼓管与中耳的鼓室相通。

14. B　解析：食管第1生理性狭窄位于食管的起始处，距中切牙约15cm。

15. D　解析：位于食管后方的结构是脊柱，食管前方与气管后壁相贴，前方自上而下依次与气管、左主支气管和心包相毗邻，与右主支气管无毗邻。

16. D　解析：食管有3处生理性狭窄。第1狭窄位于食管的起始处；第2狭窄位于食管与其前方的左主支气管交叉处；第3狭窄位于食管通过膈的食管裂孔处。

17. A　解析：胃溃疡和胃癌多发生于幽门窦近胃小弯处。

18. C　解析：胃在中等程度充盈时，大部分位于左季肋区，小部分位于腹上区。

19. C　解析：同18题。

20. A　解析：十二指肠球是十二指肠溃疡及其穿孔的好发部位。

21. B　解析：大肠分为盲肠、阑尾、结肠、直肠和肛管5部分，小肠分为十二指肠、空肠和回肠3部分。

22. D　解析：盲肠和结肠具有结肠带、结肠袋和肠脂垂3种特征性结构。

23. E　解析：同上。

24. C　解析：齿状线是黏膜与皮肤、内痔与外痔、内脏神经与躯体神经分布的分界线。

25. C　解析：肝是人体内最大的腺体。

26．E　解析：成人在右肋弓下不能触及肝。幼儿肝下界的位置较低，7岁前常低于右肋弓下1.2～2.0cm。

27．B　解析：肝门是肝左、右管，肝固有动脉左、右支，肝门静脉左、右支以及神经和淋巴管出入肝的部位。

28．D　解析：肝小叶是肝的基本结构单位，包括中央静脉、肝板（索）、肝血窦、窦周隙、胆小管。

29．C　解析：肝小叶是肝的基本结构单位。

30．B　解析：肝细胞分泌胆汁。

31．B　解析：门管区为相邻肝小叶之间呈三角形或椭圆形的结缔组织小区。

32．C　解析：门管区内有伴行的小叶间静脉、小叶间动脉和小叶间胆管通过。

33．C　解析：肝内的胆小管汇合成小叶间胆管，小叶间胆管逐渐汇合成肝左、右管，两管出肝门后即汇合成肝总管，肝总管下行于肝十二指肠韧带内，其下端以锐角与胆囊管汇合成胆总管。

34．B　解析：胆囊是储存和浓缩胆汁的囊状器官。肝细胞分泌胆汁。

（张祖维）

第六章 | 呼 吸 系 统

一、重点和难点解释

组成:呼吸道(鼻、咽、喉、气管和支气管及其分支)和肺。

功能:进行气体交换,产生嗅觉和发音等。

(一)呼吸道

临床上通常将鼻、咽、喉合称为上呼吸道;将气管和各级支气管称为下呼吸道。

1. 鼻

(1)外鼻:在呼吸困难的情况下,可出现鼻翼扇动,小儿更明显。

(2)鼻腔:被鼻中隔分为左、右两腔,互不相通,每侧鼻腔包括鼻前庭和固有鼻腔。

鼻中隔前下部黏膜较薄,血管丰富,受外伤和干燥空气刺激易引起出血,故称易出血区。

固有鼻腔外侧壁上有上、中、下3个鼻甲,各鼻甲的下方分别为上、中、下鼻道。在上鼻甲后上方有一凹陷为蝶筛隐窝,下鼻道前端有鼻泪管的开口。

黏膜:分为嗅区和呼吸区两部分。

(3)鼻旁窦(表6-1):上颌窦窦腔最大,开口位置高于窦腔底,故上颌窦的慢性炎症最为多见。

表6-1 鼻旁窦的名称和开口部位

名称	开口部位
蝶窦	蝶筛隐窝
上颌窦	中鼻道
额窦	中鼻道
筛窦	前、中群开口于中鼻道,后群开口于上鼻道

2. 咽 见第五章消化系统。

3. 喉

(1)喉的位置:喉位于颈前部正中,相当于第3~6颈椎的高度。

（2）喉的组成

1）喉软骨：①甲状软骨，喉结、环甲膜。②环状软骨，为呼吸道唯一完整的软骨环。③会厌软骨，阻止异物进入喉腔。④杓状软骨，位于环状软骨后部的上方，左右各一。

2）喉腔及喉黏膜：前庭襞、前庭裂、声襞、声门裂。声门裂是喉腔中最狭窄的部位。

喉腔借前庭襞和声襞分为喉前庭、喉中间腔和声门下腔。声门下腔的黏膜组织比较疏松，炎症时易发生水肿，尤其是小儿的喉腔狭小，水肿时容易引起喉阻塞，造成呼吸困难。

4. 气管和主支气管

（1）气管：气管起自环状软骨下缘，向下深入胸腔，以胸骨的颈静脉切迹为界分为颈部和胸部。至胸骨角平面分左、右主支气管，其分叉处称"气管杈"。临床上选择在第3~5气管软骨环处进行气管切开术。

（2）主支气管：左主支气管细而长，走行较水平；右主支气管粗而短，走行较陡直，故气管异物多坠入右主支气管。

（3）微细结构：黏膜由假复层纤毛柱状上皮和薄层结缔组织构成，内有小血管及神经等；黏膜下层由疏松结缔组织组成，富含血管、神经、淋巴管和混合腺；外膜由"C"形的透明软骨和结缔组织构成。

（二）肺

1. 肺的位置和形态

（1）肺的位置：左右各一，位于胸腔内，膈的上方，纵隔两侧。

（2）肺的形态：每侧肺呈半圆锥体形。均有一尖、一底、两面、三缘。①肺尖：高出锁骨内侧1/3部的上方2~3cm。②肺底也称膈面。③肋面和纵隔面：纵隔面中央凹陷处称肺门，是主支气管、血管、淋巴管和神经等出入肺的部位。④前缘、下缘、后缘。左肺前缘下份有一明显的凹陷称左肺心切迹。⑤左肺被斜裂分为上叶和下叶，右肺被斜裂和水平裂分为上叶、中叶和下叶。

2. 肺内支气管和支气管肺段　主支气管进入肺门后，左主支气管分上、下2支，右主支气管分上、中、下3支，进入相应的肺叶，构成肺叶支气管。肺叶支气管再分支即为肺段支气管。各级支气管形成树状分支称支气管树。

每一肺段支气管的分支及其所连属的肺组织构成一个支气管肺段，简称肺段。

3. 肺的微细结构　根据功能不同，肺实质又可分导气部和呼吸部。每一细支气管连同它的各级分支和肺泡构成一个肺小叶，肺小叶是肺形态与功能的最基本单位。

（1）导气部：只传送气体，不能进行气体交换。

1）组成：肺叶支气管、肺段支气管、小支气管、细支气管和终末细支气管。

2）特点：随着支气管的分支，管径逐渐变小，管壁变薄，杯状细胞、纤毛、腺体和软骨逐渐减少或消失，平滑肌逐渐增多，至终末细支气管已形成完整的环形肌层。

（2）呼吸部：进行气体交换的部位。

1）组成：呼吸性细支气管、肺泡管、肺泡囊和肺泡。

2）肺泡：是进行气体交换的场所。

肺泡壁：肺泡上皮为单层上皮，有两种类型的细胞。一种是Ⅰ型肺泡细胞，是肺泡上皮的主要细胞，构成气体交换的广大面积；另一种是Ⅱ型肺泡细胞，能分泌表面活性物质（磷脂类物质），具有降低肺泡表面张力的作用。

肺泡隔：是相邻肺泡之间的薄层结缔组织称肺泡隔，富含毛细血管网、弹性纤维和肺泡巨噬细胞。

气 - 血屏障：是肺泡与毛细血管血液之间进行气体交换经过的结构，又称呼吸膜，包括肺泡表面活性物质层、Ⅰ型肺泡细胞及基膜、薄层结缔组织、毛细血管基膜和内皮6层结构。

4. 肺的血管　肺有两套血管。一套是完成气体交换功能的肺动脉和肺静脉；另一套是营养肺和各级支气管的支气管动脉和支气管静脉。

（三）胸膜和纵隔

1. 胸膜　胸膜属浆膜，分为脏胸膜和壁胸膜两部分。壁胸膜按部位分为肋胸膜、膈胸膜、纵隔胸膜和胸膜顶。脏胸膜与壁胸膜在肺根处相互移行，围成一个潜在的密闭腔隙，称胸膜腔。胸膜腔左右各一，互不相通，腔内呈负压，内含少量浆液。在肋胸膜与膈胸膜转折处，形成较深的半环形间隙，称肋膈隐窝。在深呼吸时，肺下缘也不能深入肋膈隐窝内。此窝是胸膜腔最低的部位，当胸膜腔积液时，液体易积聚于此。肺下界与胸膜下界的体表投影见表6-2。

表6-2　肺下界与胸膜下界的体表投影

	锁骨中线	腋中线	肩胛线	后正中线
肺下界	第6肋	第8肋	第10肋	第10胸椎棘突
胸膜下界	第8肋	第10肋	第11肋	第12胸椎棘突

2. 纵隔　纵隔是两侧纵隔胸膜之间所有器官和组织的总称。纵隔前界为胸骨，后界为脊柱的胸部，两侧界为纵隔胸膜，上达胸廓上口，下至膈。纵隔以胸骨角平面

为界，分为上纵隔和下纵隔。下纵隔又分为前纵隔、中纵隔和后纵隔。

二、学习目标检测

（一）名词解释

1. 上呼吸道

2. 声门裂

3. 气－血屏障

4. 胸膜腔

5. 纵隔

（二）填空题

1. 呼吸系统由_____和_____两部分组成。

2. 鼻腔包括_____和_____两部分。

3. 喉软骨包括不成对的_____、_____、_____和成对的_____。

4. 喉腔中部的两侧壁上方的一对黏膜皱襞称_____，下方的一对黏膜皱襞称_____；喉腔借_____和_____分为_____、_____和_____三部分，其中最狭窄的部位是_____。

5. 气管起自_____下缘，向下深入胸腔，至_____平面分为左、右主支气管，其分叉处称_____。

6. 肺的上端钝圆，称_____，其突入颈根部，高出锁骨内侧 1/3 部的上方_____ cm。

7. 左肺被_____分为上叶和下叶，右肺被_____和_____分为上叶、中叶和下叶。

8. 根据功能不同，肺实质分_____和_____两部分。

9. 壁胸膜按其贴附部位分为_____、_____、_____和_____。

10. 纵隔以胸骨角为界分为_____和_____；下纵隔又分为_____、_____和_____。

（三）判断题

1. 鼻是呼吸道的起始部，又是嗅觉器官。

2. 喉软骨中呈环形的软骨是甲状软骨。

3. 声门裂是喉腔最狭窄的部位。

4. 左肺三叶，右肺两叶。

5. 左右胸膜腔在肺门处相通。

（四）填图题

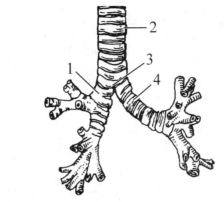

图 6-1　气管与主支气管

1. _____ ; 2. _____ ; 3. _____ ; 4. _____ 。

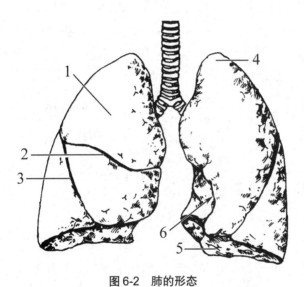

图 6-2　肺的形态

1. _____ ; 2. _____ ; 3. _____ ; 4. _____ ; 5. _____ ; 6. _____ 。

（五）简答题

1. 简述鼻旁窦的名称及开口部位。

2. 气管异物易坠入哪一侧主支气管？为什么？

3. 简述肺的位置和形态。

4. 简述肋膈隐窝的位置和临床意义。

（六）A型选择题

1. 呼吸道的起始部是

A. 鼻　　　　　　　　　　　　　　　B. 咽

C. 喉   D. 气管

E. 支气管

2. 鼻出血的好发部位是

    A. 鼻腔顶部   B. 鼻腔后部

    C. 鼻腔外侧壁   D. 鼻中隔后上部

    E. 鼻中隔前下部

3. 呼吸道中具有发音功能的是

    A. 鼻   B. 咽

    C. 喉   D. 气管

    E. 支气管

4. 有喉结的软骨是

    A. 甲状软骨   B. 环状软骨

    C. 会厌软骨   D. 杓状软骨

    E. 气管软骨

5. 呈完整环形的软骨是

    A. 甲状软骨   B. 气管软骨

    C. 会厌软骨   D. 环状软骨

    E. 杓状软骨

6. 上呼吸道最容易发生阻塞的部位是

    A. 声门裂   B. 前庭裂

    C. 喉口   D. 喉中间腔

    E. 声门下腔

7. 关于气管和主支气管的叙述，**错误**的是

    A. 左侧主支气管较细长，走行接近水平

    B. 右侧主支气管较粗短，走行较陡直

    C. 异物易坠入左主支气管

    D. 气管分叉处称气管杈

    E. 气管在胸骨角平面分为左、右主支气管

8. 临床上气管切开的选择部位是

    A. 第1~3气管软骨环   B. 第2~4气管软骨环

    C. 第3~5气管软骨环   D. 第4~6气管软骨环

    E. 第5~7气管软骨环

9. 关于肺的描述，**错误**的是

    A. 位于胸腔内　　　　　　　　B. 每侧肺呈半圆锥体形

    C. 左肺前缘的下部有左肺心切迹　　D. 右肺有斜裂和右肺水平裂

    E. 两肺均分上、下两叶

10. 关于左肺的描述，**错误**的是

    A. 较右肺狭长

    B. 肺尖部高出锁骨内 1/3 上方 2～3cm

    C. 只有斜裂、无水平裂

    D. 分上、下 2 叶

    E. 后缘下部有左肺心切迹

11. 关于胸膜腔的描述，**错误**的是

    A. 由壁胸膜和脏胸膜共同围成　　B. 左右各一，互不相通

    C. 借呼吸道与外界相通　　　　　D. 腔内呈负压

    E. 腔内含少量浆液

12. 可进行气体交换的结构是

    A. 小支气管　　　　　　　　　B. 细支气管

    C. 终末细支气管　　　　　　　D. 肺泡

    E. 肺段支气管

13. **不属于**壁胸膜的是

    A. 肋胸膜　　　　　　　　　　B. 膈胸膜

    C. 胸膜顶　　　　　　　　　　D. 脏胸膜

    E. 纵隔胸膜

14. 肺下界在锁骨中线处相交于

    A. 第 6 肋　　　　　　　　　　B. 第 7 肋

    C. 第 8 肋　　　　　　　　　　D. 第 9 肋

    E. 第 10 肋

三、学习目标检测参考答案

（一）名词解释

1. 上呼吸道：通常将鼻、咽、喉合称上呼吸道。

2. 声门裂：两侧声襞之间的裂隙称声门裂。

3. 气－血屏障：肺泡与毛细血管血液之间进行气体交换经过的结构称为气－

血屏障,又称呼吸膜。呼吸膜包括肺泡表面活性物质层、I 型肺泡细胞及基膜、薄层结缔组织、毛细血管基膜和内皮 6 层结构。

4. 胸膜腔:脏胸膜与壁胸膜在肺根处相互移行,围成一个潜在性的密闭腔隙,称胸膜腔。

5. 纵隔:两侧纵隔胸膜之间所有器官和组织的总称。

(二)填空题

1. 呼吸道　肺

2. 鼻前庭　固有鼻腔

3. 甲状软骨　环状软骨　会厌软骨　杓状软骨

4. 前庭襞　声襞　前庭襞　声襞　喉前庭　喉中间腔　声门下腔　声门裂

5. 环状软骨　胸骨角　气管杈

6. 肺尖　2~3

7. 斜裂　斜裂　水平裂

8. 导气部　呼吸部

9. 肋胸膜　膈胸膜　纵隔胸膜　胸膜顶

10. 上纵隔　下纵隔　前纵隔　中纵隔　后纵隔

(三)判断题

1. √

2. ×　解析:甲状软骨后部缺损,环状软骨是喉软骨中唯一呈环形的软骨。

3. √

4. ×　解析:左肺被斜裂分为上、下两叶;右肺被斜裂和水平裂分为上、中、下三叶。

5. ×　解析:胸膜腔左右各一,互不相通。

(四)填图题

图 6-1:1. 右主支气管　2. 气管　3. 气管杈　4. 左主支气管

图 6-2:1. 右肺上叶　2. 水平裂　3. 斜裂　4. 肺尖　5. 肺底　6. 心切迹

(五)简答题

1. 答:鼻旁窦包括额窦、筛窦、蝶窦和上颌窦。蝶窦开口于蝶筛隐窝;筛窦后群开口于上鼻道;额窦、上颌窦和筛窦前群、中群开口于中鼻道。

2. 答:右主支气管。因为左主支气管细而长,走行比较水平;右主支气管粗而短,走行较陡直,故气管异物多坠入右主支气管。

3. 答:见重点和难点解释中的"肺的位置和形态"。

4. 答:肋膈隐窝是位于肋胸膜与膈胸膜转折处的半环形间隙。临床意义:肋膈隐窝是胸膜腔的最低部位,当胸膜腔积液时,液体易积聚于此。

（六）A 型选择题

1. A　解析:鼻是呼吸道的起始部分。

2. E　解析:鼻中隔前下部黏膜较薄、血管丰富,受外伤和干燥空气刺激易引起出血,故称为易出血区。

3. C　解析:喉既是呼吸的通道,又是发音的器官。

4. A　解析:两侧的甲状软骨板在前正中线处结合,结合缘的前上部向前突出称为喉结。

5. D　解析:甲状软骨和气管软骨后部都是缺损的,会厌软骨呈树叶状,杓状软骨为三棱锥形,环状软骨是唯一完整的软骨环。

6. A　解析:声门裂是喉腔最狭窄的部位,异物常阻塞在此。

7. C　解析:左主支气管细而长,走行较水平;右侧主支气管粗而短,走行较陡直,故气管异物易坠入右主支气管。

8. C　解析:临床上行气管切开的部位通常为第 3~5 气管软骨环。

9. E　解析:左肺被斜裂分为上叶和下叶;右肺被斜裂和右肺水平裂分为上叶、中叶和下叶。

10. E　解析:因心大部分位于正中线的左侧,而膈顶右侧高于左侧,因此右肺粗短,左肺狭长。心压迫左肺致左肺前缘下部有明显的左肺心切迹。

11. C　解析:胸膜腔是由脏胸膜和壁胸膜在肺根处移行形成的密闭腔隙,两侧互不相通。若与外界相通则为气胸。

12. D　解析:肺泡是肺的通气部,是进行气体交换的场所。其他均为导气部,不能进行气体交换。

13. D　解析:胸膜属浆膜,分为互相移行的脏胸膜和壁胸膜两部分。壁胸膜按部位分为肋胸膜、膈胸膜、纵隔胸膜和胸膜顶。

14. A　解析:见表 6-2。

（张维烨）

第七章 | 泌 尿 系 统

一、重点和难点解释

（一）肾

1. **肾的形态** 肾的内侧缘中部凹陷，是肾动脉、肾静脉、肾盂、神经和淋巴管出入的部位，称肾门；出入肾门的结构被结缔组织包裹，称肾蒂；肾门向肾实质内凹陷形成一个较大的腔，称肾窦。

2. **肾的位置** 肾位于腹膜后脊柱的两侧，紧贴腹后壁上部，为腹膜外位器官。左肾上端约平第11胸椎体下缘，下端平第2~3腰椎椎间盘之间，第12肋斜过左肾后面的中部和右肾后面的上部。右肾比左肾略低半个椎体。肾门约在第1腰椎体平面。肾门在背部的体表投影点称肾区，位于竖脊肌外侧缘与第12肋形成的夹角处。

3. **肾的被膜** 肾表面有3层被膜，由内向外依次为纤维囊、脂肪囊和肾筋膜。

4. **肾的剖面结构** 肾实质分为皮质和髓质两部分；皮质伸入肾髓质内的部分称肾柱；肾髓质主要由15~20个肾锥体组成；2~3个肾锥体的尖端合并成肾乳头；尿液由肾乳头流入肾小盏；2~3个肾小盏汇合成肾大盏；2~3个肾大盏最后汇合成肾盂。

5. **肾的微细结构** 肾实质含有大量泌尿小管，泌尿小管包括肾单位和集合管两部分。

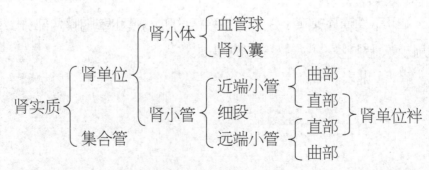

（1）肾单位：由球形的肾小体和细长而弯曲的肾小管组成，是肾的结构和功能的基本单位。

1）滤过屏障：当血液流经血管球的毛细血管时，由于毛细血管内血压较高，血浆内部分物质经有孔内皮、基膜和裂孔膜滤入肾小囊腔,这 3 层结构统称为滤过屏障或滤过膜。也可以这样描述:血管球内血浆中的小分子物质滤入肾小囊腔所经过的结构称滤过屏障。滤过屏障包括有孔的内皮细胞、基膜和裂孔膜三层结构。

2)肾小管:包括近端小管、细段、远端小管。由近端小管直部、细段和远端小管直部共同构成的"U"形结构称髓袢,又称肾单位袢。

(2)集合管:集合管续接远端小管曲部,最后形成乳头管,开口于肾小盏。

(3)球旁复合体:由球旁细胞和致密斑等组成。

6. 肾的血液循环特点　①肾动脉直接发自腹主动脉,短而粗,压力高,血流量大,流速快,约占心输出量的 1/4;②入球微动脉较出球微动脉粗,使血管球内压较高,有利于滤过;③两次形成毛细血管网,即入球微动脉分支形成血管球,出球微动脉在肾小管周围形成球后毛细血管网。

(二)输尿管、膀胱和尿道

1. 输尿管

(1)分部:分输尿管腹部、输尿管盆部、输尿管壁内部 3 部分。

(2)狭窄:有 3 处,由上向下依次为输尿管与肾盂移行处、输尿管在小骨盆上口跨过髂血管处、输尿管的壁内部。

2. 膀胱

(1)形态:空虚的膀胱呈三棱锥形,分膀胱尖、膀胱体、膀胱底和膀胱颈 4 部分。

(2)位置与毗邻:成人的膀胱位于盆腔的前部,耻骨联合后方。膀胱底在男性与精囊腺、输精管壶腹和直肠相邻,在女性则与子宫颈和阴道相邻。膀胱颈在男性与前列腺邻接,在女性与尿生殖膈邻接。

(3)膀胱壁的构造:膀胱壁分 3 层,由内向外依次为黏膜、肌层和外膜。膀胱底的内面,位于两输尿管口与尿道内口之间的三角形区域,黏膜光滑无皱襞,称膀胱三角。膀胱三角是肿瘤、结核和炎症的好发部位。两输尿管口之间的横行皱襞,称输尿管间襞,是膀胱镜检查时寻找输尿管口的标志。膀胱的肌层统称逼尿肌。膀胱壁中的环形肌在尿道内口处增厚形成膀胱括约肌。

3. 尿道　女性尿道起于膀胱的尿道内口,止于阴道前庭的尿道外口,长 3 ~ 5cm。女性尿道较男性尿道短、宽、直,故较男性易引起逆行尿路感染。

二、学习目标检测

(一)名词解释

1. 肾门

2. 肾区

3. 滤过屏障

4. 膀胱三角

（二）填空题

1. 泌尿系统由_____、_____、_____和_____组成，其中_____是产生尿液的器官。

2. 出入肾门的结构有_____、_____、_____、神经和淋巴管等，这些结构被结缔组织包裹，称_____。

3. 第 12 肋斜过左肾后面的_____部、右肾后面的_____部。成人肾门约平第_____腰椎体。

4. 肾被膜由内向外依次为_____、_____、_____，临床上进行肾囊封闭术时常将药物注入_____内。

5. 在肾的冠状切面上，肾实质可分为浅部的_____和深部的_____，后者由 15～20 个_____组成。

6. 肾的结构和功能的基本单位是_____，由_____和_____组成。

7. 由_____、_____和_____共同构成的 U 形结构称髓袢。

8. 膀胱分为_____、_____、_____和_____4 部分。

9. 膀胱底在女性与_____和_____相邻，在男性与_____、_____和_____相邻。

10. 在膀胱底的内面，_____与_____之间的三角形区域称膀胱三角；两输尿管口之间的横行隆起称_____。

11. 女性尿道的特点是：_____、_____、_____，故易引起逆行尿路感染。

（三）判断题

1. 胖人比瘦人更容易发生肾下垂。

2. 若滤过膜受损，血液中的大分子物质和血细胞均可经滤过膜滤出，形成血尿和蛋白尿。

3. 男、女性膀胱的下方均邻接尿生殖膈。

4. 女性的尿道外口位于阴道口的后方。

5. 患者因外伤致尿道断裂，需做膀胱穿刺排尿，穿刺进针的部位通常选择在耻骨联合的上缘。

6. 膀胱的最低部位是膀胱底。

7. 肾髓质呈淡红色,由 15～20 个肾柱构成。

8. 肾囊封闭时,就是将药液经腹后壁注入脂肪囊内。

9. 肾大盏向下逐渐变细移行为输尿管。

(四)填图题

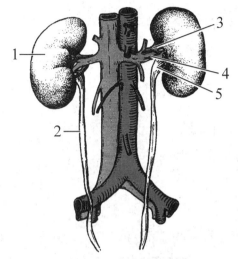

图 7-1　肾与输尿管

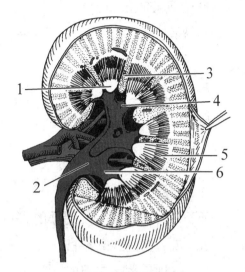

图 7-2　肾的剖面结构

1._____; 2._____; 3._____; 4._____;
5._____。

1._____; 2._____; 3._____; 4._____;
5._____; 6._____。

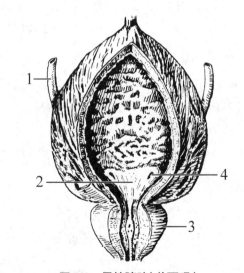

图 7-3　男性膀胱(前面观)

1._____; 2._____; 3._____; 4._____。

(五)简答题

1. 简述肾小盏结石经何途径排出体外。

2. 简述输尿管的狭窄部位及临床意义。

3. 何为膀胱三角？有何临床意义？

4. 简述女性尿道的特点及临床意义。

（六）A 型选择题

1. 产生尿液的器官是

    A. 肾   B. 输尿管

    C. 膀胱   D. 尿道

    E. 肾上腺

2. 泌尿系统的组成**不包括**

    A. 肾   B. 输尿管

    C. 膀胱   D. 前列腺

    E. 尿道

3. 下列有关肾的描述，**错误**的是

    A. 属于腹膜内位器官   B. 为实质性器官

    C. 右侧肾蒂比左侧的短   D. 右肾比左肾低

    E. 表面包有三层被膜

4. 成人肾门约平

    A. 第 11 胸椎体   B. 第 12 胸椎体

    C. 第 1 腰椎体   D. 第 2 腰椎体

    E. 第 3 腰椎体

5. 肾门向肾实质内凹陷形成

    A. 肾小盏   B. 肾大盏

    C. 肾盂   D. 肾蒂

    E. 肾窦

6. 出入肾门的结构总称为

    A. 肾盂   B. 肾蒂

    C. 肾窦   D. 肾柱

    E. 肾锥体

7. 肾的三层被膜，由内向外依次为

    A. 肾筋膜、纤维囊和脂肪囊   B. 肾筋膜、脂肪囊和纤维囊

    C. 脂肪囊、肾筋膜和纤维囊   D. 纤维囊、脂肪囊和肾筋膜

    E. 纤维囊、肾筋膜和脂肪囊

8. 参与肾蒂构成的结构是
    A. 肾小盏　　　　　　　　　B. 肾大盏
    C. 肾锥体　　　　　　　　　D. 输尿管
    E. 肾盂

9. 属于肾皮质结构的是
    A. 肾锥体　　　　　　　　　B. 肾小盏
    C. 肾柱　　　　　　　　　　D. 肾大盏
    E. 肾盂

10. 肾的结构和功能单位是
    A. 肾小体　　　　　　　　　B. 肾单位
    C. 血管球　　　　　　　　　D. 近端小管
    E. 髓袢

11. 有关血管球的叙述，**错误**的是
    A. 是一团位于入球和出球微动脉间的毛细血管
    B. 内皮细胞有小孔
    C. 出球微动脉比入球微动脉粗
    D. 毛细血管外贴足细胞
    E. 血管球内毛细血管的血压较高

12. 第 12 肋斜过
    A. 左肾后面的上部　　　　　　B. 左肾后面的中部
    C. 左肾后面的下部　　　　　　D. 右肾后面的中部
    E. 右肾后面的下部

13. 下列关于输尿管的叙述，**错误**的是
    A. 起于肾盂　　　　　　　　　B. 沿着腰大肌前面下降
    C. 终于膀胱　　　　　　　　　D. 有三处狭窄
    E. 属于腹膜内位器官

14. 输尿管的中狭窄位于
    A. 输尿管起始处　　　　　　　B. 小骨盆上口，跨越髂血管处
    C. 斜穿膀胱壁处　　　　　　　D. 输尿管口处
    E. 膀胱底外上角处

15. 移行为输尿管的结构是
    A. 肾柱　　　　　　　　　　　B. 肾盂

C. 肾小盏　　　　　　　　　　　　　D. 肾乳头

E. 肾大盏

16. 男性膀胱下方毗邻

A. 精囊腺　　　　　　　　　　　　　B. 前列腺

C. 输精管壶腹　　　　　　　　　　　D. 尿生殖膈

E. 直肠

17. 膀胱三角位于

A. 膀胱颈　　　　　　　　　　　　　B. 尿道内口

C. 膀胱底的内面　　　　　　　　　　D. 膀胱尖

E. 膀胱体

18. 膀胱最下部称

A. 膀胱尖　　　　　　　　　　　　　B. 膀胱底

C. 膀胱三角　　　　　　　　　　　　D. 膀胱体

E. 膀胱颈

19. 对膀胱的描述,正确的是

A. 属腹膜外位器官　　　　　　　　　B. 空虚时呈卵圆形

C. 在膀胱底内面有膀胱三角　　　　　D. 膀胱的最下部称膀胱底

E. 分膀胱尖、膀胱底、膀胱体 3 部分

20. 女性尿道的后方邻

A. 直肠　　　　　　　　　　　　　　B. 子宫

C. 膀胱底　　　　　　　　　　　　　D. 阴道

E. 乙状结肠

21. 关于膀胱的说法,**错误**的是

A. 是产生尿液的器官　　　　　　　　B. 膀胱颈处有尿道内口

C. 空虚时全部位于盆腔内　　　　　　D. 成人膀胱容积为 350~500ml

E. 在膀胱底的内面有膀胱三角

22. 关于膀胱三角的描述,**错误**的是

A. 黏膜平滑无皱襞　　　　　　　　　B. 位于膀胱颈

C. 是膀胱肿瘤好发部位　　　　　　　D. 在两输尿管口与尿道内口之间

E. 黏膜的上皮是变移上皮

23. 膀胱镜检查时,寻找输尿管口的标志是

A. 膀胱三角　　　　　　　　　　　　B. 输尿管间襞

C. 膀胱底黏膜   D. 膀胱颈黏膜

E. 膀胱尖黏膜

24. 关于女性尿道的描述,**错误**的是

A. 长 3～5cm   B. 无弯曲

C. 无狭窄   D. 开口位于阴道口的后方

E. 易引起逆行感染

三、学习目标检测参考答案

(一)名词解释

1. 肾门:肾的内侧缘中部凹陷称肾门,是肾的血管、肾盂、神经和淋巴管出入的部位。

2. 肾区:肾门的体表投影位于竖脊肌外侧缘与第12肋的夹角处,称为肾区。

3. 滤过屏障:血管球内血浆中的小分子物质滤入肾小囊腔所经过的结构称滤过屏障。滤过屏障包括有孔的内皮细胞、基膜和裂孔膜三层结构。

4. 膀胱三角:在膀胱底的内面,位于两侧输尿管口与尿道内口之间的三角形区域,黏膜平滑无皱襞称膀胱三角。膀胱三角是肿瘤、结核和炎症的好发部位。

(二)填空题

1. 肾 输尿管 膀胱 尿道 肾

2. 肾动脉 肾静脉 肾盂 肾蒂

3. 中 上 1

4. 纤维囊 脂肪囊 肾筋膜 脂肪囊

5. 皮质 髓质 肾锥体

6. 肾单位 肾小体 肾小管

7. 近直小管(近端小管直部) 细段 远直小管(近端小管直部)

8. 膀胱尖 膀胱底 膀胱体 膀胱颈

9. 子宫 阴道 精囊 输精管壶腹 直肠

10. 两侧输尿管口 尿道内口 输尿管间襞

11. 短 宽 直

(三)判断题

1. × 解析:肾的被膜对肾起到一定的固定作用,其中脂肪囊起到弹性垫的作用,瘦人的脂肪组织较胖人少,故瘦人比胖人更易发生肾下垂。

2. √

3. ×　解析：男性膀胱与尿生殖膈之间有前列腺。

4. ×　解析：女性的尿道外口位于阴道口的前方。

5. √

6. ×　解析：膀胱的最低部位是膀胱颈。

7. ×　解析：由15～20个肾锥体构成。

8. √

9. ×　解析：肾大盏汇合成肾盂，肾盂出肾门后向下逐渐变细移行为输尿管。

（四）填图题

图7-1：1.肾　2.输尿管　3.肾动脉　4.肾静脉　5.肾盂

图7-2：1.肾乳头　2.肾盂　3.肾柱　4.肾小盏　5.肾锥体　6.肾大盏

图7-3：1.输尿管　2.膀胱三角　3.前列腺　4.输尿管口

（五）简答题

1. 答：结石经肾小盏→肾大盏→肾盂→输尿管→膀胱→尿道→体外。

2. 答：输尿管全程有3处狭窄。上狭窄位于肾盂与输尿管移行处；中狭窄位于小骨盆入口，输尿管跨越髂血管处；下狭窄位于输尿管斜穿膀胱壁处。狭窄处常是输尿管结石易滞留的部位。

3. 答：在膀胱底的内面，位于两侧输尿管口与尿道内口之间的三角形区域，称为膀胱三角。无论膀胱充盈或空虚时，此区黏膜始终平滑无皱襞。膀胱三角是肿瘤、结核和炎症的好发部位，也是膀胱镜检查的重点区域。

4. 答：女性尿道较男性尿道短、宽而直，故易引起尿路逆行性感染。

（六）A型选择题

1. A　解析：肾具有泌尿的功能。

2. D　解析：泌尿系统由肾、输尿管、膀胱和尿道组成。

3. A　解析：肾属于腹膜后位器官。

4. C　解析：成人肾门平对第1腰椎体。

5. E　解析：肾门向肾实质内凹陷形成的腔隙称为肾窦，容纳肾小盏、肾大盏、肾盂、肾血管及脂肪组织等。

6. B　解析：出入肾门的结构总称为肾蒂，内含肾盂。肾窦是肾门向肾内的凹陷。

7. D　解析：肾的表面由内向外依次包有纤维囊、脂肪囊和肾筋膜3层被膜。

8. E　解析：出入肾门的肾动脉、肾静脉、肾盂、神经和淋巴管等被结缔组织包裹称为肾蒂。

9. C　解析:肾皮质深入到肾锥体之间的部分称为肾柱。

10. B　解析:肾单位是肾的结构和功能单位。

11. C　解析:入球微动脉管径较出球微动脉粗,使得毛细血管内血压较高。

12. B　解析:左、右两侧的第 12 肋分别斜越左肾后面的中部和右肾后面的上部。

13. E　解析:输尿管属于腹膜外位器官。

14. B　解析:输尿管的中狭窄位于小骨盆上口,跨髂血管处。

15. B　解析:肾盂出肾门后缩细移行为输尿管。

16. B　解析:男性膀胱颈下方邻接前列腺。

17. C　解析:在膀胱底的内面,位于两侧输尿管口与尿道内口之间的三角形区域,称为膀胱三角。

18. E　解析:膀胱分 4 部分,其最下部称膀胱颈。

19. C　解析:膀胱属腹膜间位器官;空虚时呈三棱锥形;膀胱分尖、体、底、颈 4部分,其最下部称膀胱颈。ABDE 均错误。

20. D　解析:女性尿道前方为耻骨联合,后方紧贴阴道前壁。

21. A　解析:膀胱是储存尿液的肌性器官,肾是产生尿液的器官。

22. B　解析:在膀胱底的内面,位于两侧输尿管口与尿道内口之间的三角形区域,称为膀胱三角。

23. B　解析:两侧输尿管口之间黏膜形成弧形的输尿管间襞,是膀胱镜检查时寻找输尿管口的标志。

24. D　解析:女性尿道开口于阴道前庭,位于阴道口的前方。

（杨成竹）

第八章 │ 生 殖 系 统

一、重点和难点解释

（一）男性生殖系统

1. 男性内生殖器　由生殖腺（睾丸）、输精管道（附睾、输精管、射精管、男性尿道）和附属腺（精囊、前列腺、尿道球腺）组成。

（1）睾丸：为男性生殖腺，产生精子和分泌雄激素。

1）位置：阴囊内，左右各一。

2）形态：呈扁椭圆形，表面光滑，分上、下两端，前、后两缘和内、外侧两面。上端被附睾覆盖，下端游离。前缘游离，后缘与附睾相接并有睾丸输出小管、血管、神经和淋巴管出入。睾丸除后缘外均被覆鞘膜。鞘膜分脏、壁两层，两者在睾丸后缘处相互移行形成一个密闭的腔隙，称为鞘膜腔，内有少量浆液。

3）微细结构：每个睾丸小叶内含 2～4 条生精小管，其间的结缔组织为睾丸间质。生精小管内含支持细胞和生精细胞，是产生精子的部位。睾丸间质内含睾丸间质细胞，分泌雄激素。

精子的发生：精原细胞→初级精母细胞→次级精母细胞→精子细胞→精子。

精子的输出途径：生精小管→睾丸网→睾丸输出小管→附睾→输精管→射精管→男性尿道。

（2）附睾：呈新月形，贴附于睾丸的上端和后缘，分头、体、尾 3 部分，具有暂时储存精子，营养并促进精子进一步成熟的功能。

（3）输精管和射精管：输精管是一对壁厚腔小的肌性管道，分睾丸部、精索部、腹股沟管部和盆部 4 部分。其中精索部是临床上行输精管结扎的常选部位。射精管由输精管壶腹末端与精囊的输出管合并而成，穿前列腺实质，开口于尿道的前列腺部。精索是位于睾丸上端延伸至腹股沟管腹环之间的一对柔软的圆索状结构，由输精管、睾丸动脉、蔓状静脉丛、神经和淋巴管等结构组成。

（4）附属腺：包括精囊、前列腺、尿道球腺，分泌物都参与精液的组成。

精囊位于膀胱底后方、输精管壶腹的外侧,其输出管与输精管壶腹末端汇合成射精管。

前列腺为一实质性器官,位于膀胱颈和尿生殖膈之间,中央有尿道穿过。直肠指检时可触及前列腺后部。

尿道球腺埋藏在尿生殖膈内,其输出管开口于尿道球部。

2. 男性外生殖器

(1)阴囊:容纳睾丸、附睾及精索起始部。

(2)阴茎:分头、体、根3部分,由2条阴茎海绵体和1条尿道海绵体构成,外包筋膜和皮肤。阴茎头的尖端有矢状位的尿道外口。

3. 男性尿道 男性尿道兼有排尿和排精的功能,起自膀胱的尿道内口,终于阴茎头的尿道外口。成人尿道长16~22cm。

(1)分部:前列腺部、膜部和海绵体部。临床上将男性尿道的前列腺部和膜部称为后尿道,海绵体部称为前尿道。

(2)狭窄:尿道内口、膜部和尿道外口(最狭窄)。

(3)弯曲:耻骨下弯(恒定)和耻骨前弯(不恒定)。

(二)女性生殖系统

1. 女性内生殖器 由生殖腺(卵巢)、输卵管道(输卵管、子宫、阴道)和附属腺(前庭大腺)组成。

(1)卵巢:为女性生殖腺,产生卵细胞、分泌雌激素和孕激素。

1)位置:位于子宫两侧,盆腔侧壁,髂内、外动脉分叉处的卵巢窝内。

2)形态:呈扁卵圆形,分为内、外侧两面,前、后两缘和上、下两端。前缘借卵巢系膜连于子宫阔韧带,其中部有血管、神经等出入,称为卵巢门。上端与输卵管伞相接触,并借卵巢悬韧带悬附于小骨盆侧缘,下端借卵巢固有韧带连至子宫与输卵管结合处的后下方。

3)微细结构:卵巢实质分为周围的皮质和中央的髓质。皮质由不同发育阶段的卵泡和结缔组织等构成;髓质为疏松结缔组织。

卵泡的发育过程:卵泡的发育分为4个阶段。①原始卵泡:主要结构有初级卵母细胞、卵泡细胞。②初级卵泡:主要结构有初级卵母细胞、卵泡细胞、透明带和卵泡膜。③次级卵泡:主要结构有卵丘(初级卵母细胞、透明带和放射冠)、卵泡腔、颗粒层和卵泡膜。初级卵泡和次级卵泡最主要的区别是有没有卵泡腔。初级卵泡和次级卵泡又合称为生长卵泡。④成熟卵泡:与次级卵泡最主要的区别是初级卵母细胞变为次级卵母细胞。次级卵泡和成熟卵泡均可分泌雌激素。(注意:若将卵泡的发育过程分为3个阶段,即原始卵泡、生长卵泡和成熟卵泡。)

排卵:成熟卵泡破裂,次级卵母细胞与周围的透明带、放射冠随同卵泡液一同排出卵巢的过程称排卵。成年女性一般28天排卵一次。排卵的时间一般在月经周期的第14天左右,两侧卵巢交替排卵。

黄体:成熟卵泡排卵后的卵泡壁塌陷,卵泡膜和血管陷入,形成黄体。黄体分月经黄体(持续2周左右)和妊娠黄体(持续4~6个月)。

(2)输卵管:连于子宫底的两侧,包裹于子宫阔韧带上缘内,内侧端以子宫口与子宫腔相通,外侧端以腹腔口开口于腹膜腔。输卵管由内侧向外侧分为4部。①输卵管子宫部:为输卵管贯穿子宫壁内的一段。②输卵管峡:短而狭细,是输卵管结扎术的常选部位。③输卵管壶腹:约占输卵管全长的2/3,粗而弯曲,卵细胞通常在此受精。④输卵管漏斗:为输卵管外侧端呈漏斗状的膨大部分,漏斗周缘的指状突起为输卵管伞,有"拾卵"的作用,是临床上识别输卵管的标志。

(3)子宫:为肌性器官,是孕育胎儿和产生月经的场所。

1)形态和分部:呈前后略扁、倒置的梨形,分为子宫底、子宫体、子宫颈3部分。子宫颈又分为子宫颈阴道部和子宫颈阴道上部,其中子宫颈阴道部是子宫颈癌的好发部位。子宫颈与子宫体交界处缩窄称为子宫峡,是产科进行剖宫术的部位。子宫内腔分子宫腔和子宫颈管。

2)位置:位于小骨盆中央,膀胱与直肠之间,下端突入阴道,两侧连有输卵管和卵巢。当膀胱空虚时,成年人子宫呈轻度的前倾前屈位。

3)固定装置:子宫依靠盆底肌的承托和周围韧带的牵拉固定维持其正常位置。固定子宫的韧带有4对。①子宫阔韧带:限制子宫向两侧移动。②子宫圆韧带:维持子宫前倾。③子宫主韧带:固定子宫颈、防止子宫脱垂。④子宫骶韧带:维持子宫前屈。

4)子宫壁的微细结构分内膜、肌层和外膜三层。内膜由单层柱状上皮和固有层构成。子宫内膜的浅层为功能层,自青春期开始,在卵巢分泌激素的作用下,发生周期性脱落形成月经;深层为基底层,不发生周期性脱落,有增生、修复功能层的作用。

5)子宫内膜的周期性变化:从青春期开始,子宫内膜的功能层在垂体释放的促性腺激素作用下发生周期性变化,即每隔28天左右发生一次内膜剥脱、出血、修复和增生过程,称为月经周期。子宫内膜周期性变化与卵巢周期性变化的关系见表8-1。

表 8-1　子宫内膜周期性变化与卵巢周期性变化的关系

月经周期	增生期(第5~14天)	分泌期(第15~28天)	月经期(第1~4天)
卵巢的变化	若干卵泡开始生长发育,雌激素分泌增多,卵泡趋于成熟、排卵。	黄体形成,分泌孕激素和雌激素。	黄体退化,雌激素和孕激素骤然下降。
子宫内膜的变化	子宫内膜功能层修复、增厚,子宫腺和螺旋动脉随之增长,并出现弯曲。	子宫内膜进一步增厚;子宫腺腔内充满分泌物,螺旋动脉弯曲、充血。适于胚泡的植入和发育。	螺旋动脉持续收缩,内膜功能层坏死、脱落,螺旋动脉破裂出血,形成月经。

（4）阴道

1）位置和形态：连接子宫与外生殖器之间的肌性管道,位于盆腔中央,前邻膀胱和尿道,后方贴近直肠。阴道上端宽阔,环绕子宫颈阴道部形成的环形凹陷称为阴道穹。阴道后穹最深,与后上方的直肠子宫陷凹之间紧密相邻,仅隔阴道后壁和一层脏腹膜,临床上可从阴道后穹进行腹膜腔穿刺或引流。

2）阴道黏膜的结构特点：阴道黏膜由上皮和固有层构成。阴道上皮为复层扁平上皮,在雌激素的作用下,上皮细胞内聚集大量糖原,在乳酸杆菌的作用下分解为乳酸,使阴道呈酸性环境从而抑制细菌生长并防止病菌侵入子宫。

（5）前庭大腺：位于阴道口后外侧的深面,借导管开口于阴道前庭,分泌黏液有润滑阴道前庭的功能。

2. 女性外生殖器　又称女阴,包括阴阜、大阴唇、小阴唇、阴道前庭、阴蒂和前庭球等。

阴道前庭是指两侧小阴唇之间的区域,前部有尿道外口,后部有阴道口,阴道口的后外侧有前庭大腺的开口。

（三）腹膜

1. 概述　腹膜是覆盖于腹、盆壁内表面和腹、盆腔脏器表面的一层薄而光滑的半透明浆膜,具有分泌、吸收、保护、修复、支持等功能。腹膜按部位可分为壁腹膜和脏腹膜。

壁腹膜与脏腹膜相互移行,围成不规则的潜在性腔隙,称为腹膜腔,腔内仅含少量浆液。男性腹膜腔是封闭的腔隙,女性腹膜腔借输卵管腹腔口经输卵管、子宫腔和阴道与外界相通。

2. 腹膜与腹、盆腔脏器的关系

（1）腹膜内位器官：为表面几乎全被腹膜包裹的器官,如胃、十二指肠上部、空肠、回肠、盲肠、阑尾、横结肠、乙状结肠、脾、卵巢和输卵管等。

（2）腹膜间位器官：为表面大部分被腹膜覆盖的器官，如肝、胆囊、升结肠、降结肠、直肠上段、子宫和充盈的膀胱等。

（3）腹膜外位器官：为仅一面被腹膜覆盖的器官，如肾、肾上腺、输尿管、空虚的膀胱、十二指肠降部和水平部、直肠中下段和胰等。

3. 腹膜形成的主要结构

（1）网膜：包括小网膜、大网膜和网膜囊。

（2）系膜：主要有肠系膜、阑尾系膜、横结肠系膜和乙状结肠系膜。

（3）韧带：主要有镰状韧带、冠状韧带、胃脾韧带和脾肾韧带。

（4）腹膜陷凹：男性有直肠膀胱陷凹，女性有膀胱子宫陷凹和直肠子宫陷凹。

（四）女性乳房和会阴

1. 女性乳房 乳房位于胸前部，胸大肌及其筋膜的表面。乳头周围的环形色素沉着区称乳晕。

乳房由皮肤、纤维组织、脂肪组织和乳腺构成。乳腺被结缔组织分隔成 15～20个乳腺叶，每个乳腺叶内有一条输乳管。乳腺叶和输乳管均以乳头为中心呈放射状排列，故乳房手术时应尽量采用放射状切口，以减少对输乳管和乳腺叶的损伤。在乳腺的皮肤和胸肌筋膜之间，连有许多结缔组织纤维束，称为乳房悬韧带或 Cooper韧带，对乳房起支持和固定作用。

2. 会阴

（1）广义会阴指封闭小骨盆下口的所有软组织。以两侧坐骨结节连线为界，将广义会阴分为前、后两个三角区，前为尿生殖区，男性有尿道通过，女性有尿道、阴道通过；后为肛区，有肛管通过。

（2）狭义会阴：指肛门与外生殖器之间狭小区域的软组织。在女性又称"产科会阴"。

（金　哨　吴俊霞）

二、学习目标检测

（一）名词解释

1. 精索

2. 排卵

3. 阴道穹

4. 阴道前庭

5. 狭义会阴

6. 腹膜腔

（二）填空题

1. 男性生殖腺是_____,具有_____和_____功能。

2. 输精管按行程可分为 4 部分,包括_____、_____、_____和_____。

3. 男性尿道可分为_____、_____和_____3 部分。

4. 男性尿道的 3 个狭窄分别位于_____、_____和_____。

5. 输卵管由内侧向外侧分为 4 部分,分别为_____、_____、_____和_____,输卵管结扎的常选部位在_____,临床上识别输卵管的标志是_____。

6. 子宫分为_____、_____和_____3 部分,子宫内腔可以分为上方的_____和下方的_____两部分。

7. 维持子宫正常位置的韧带有 4 对,包括_____、_____、_____和_____。

8. 子宫内膜的结构变化一般分为 3 期,分别是_____、_____和_____。

9. 腹膜形成的主要结构有_____、_____、_____和_____。

10. 广义的会阴呈菱形,以两侧_____连线为界分为前后两个区,前区为_____,男性有_____通过,女性有_____和_____通过;后区为_____,内有_____通过。

（三）判断题

1. 男性输精管结扎后,会出现男性女性化现象。

2. 卵巢是女性的主要生殖器官,也是孕育胎儿的主要场所。

3. 子宫位于骨盆腔中央,膀胱和直肠之间,下接尿道。

4. 阴道穹后部(阴道后穹、阴道后穹窿)最深,与膀胱子宫陷凹仅隔阴道壁和腹膜。

5. 腹膜内位器官的手术,必须通过腹膜腔才能进行;腹膜外位器官的手术,可不经腹膜腔而在腹膜外进行。

（四）填图题

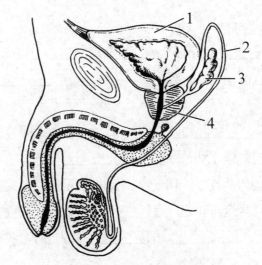

图 8-1　男性生殖系统概观

1._____；2._____；3._____；4._____。

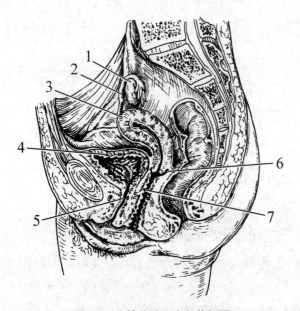

图 8-2　女性盆腔正中矢状切面

1._____；2._____；3._____；4._____；
5._____；6._____；7._____。

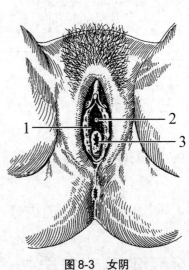

图 8-3　女阴

1._____；2._____；3._____。

（五）简答题

1. 简述精子的产生部位和排出途径。

2. 简述男性尿道的分部、狭窄和弯曲。

3. 简述子宫的位置、形态、分部及固定子宫的韧带。

4. 简述腹膜形成的陷凹和临床意义。

（六）A 型选择题

1. 关于睾丸的描述，**错误**的是
   - A. 男性生殖腺
   - B. 位于阴囊内，左右各一
   - C. 上端被附睾头覆盖
   - D. 内侧面有血管、神经、淋巴管出入
   - E. 除后缘外，均包被鞘膜

2. 输精管结扎的常选部位是
   - A. 睾丸部
   - B. 精索部
   - C. 腹股沟管部
   - D. 盆部
   - E. 起始部

3. 可储存精子并促使精子发育成熟的器官是
   - A. 附睾
   - B. 精囊
   - C. 前列腺
   - D. 尿道球腺
   - E. 睾丸

4. 下列结构中**不参与**构成精索的是
   - A. 输精管
   - B. 射精管
   - C. 睾丸动脉
   - D. 蔓状静脉丛
   - E. 神经、淋巴管

5. 输精管壶腹末端变细，与精囊的排泄管合并成
   - A. 尿道内口
   - B. 附睾
   - C. 射精管
   - D. 前列腺
   - E. 精索

6. 关于前列腺的描述，正确的是
   - A. 为中空性器官
   - B. 位于膀胱颈下方
   - C. 前方与直肠相邻
   - D. 后方接尿生殖膈
   - E. 内有输精管通过

7. 与前列腺后方毗邻的器官是
   - A. 输精管壶腹
   - B. 输尿管末端
   - C. 精囊腺
   - D. 直肠
   - E. 尿生殖膈

8. 射精管开口于
   - A. 膀胱
   - B. 尿道球部

C. 尿道膜部　　　　　　　　　　D. 尿道前列腺部

E. 尿道起始部

9. 尿道球腺位于

A. 尿道海绵体部　　　　　　　　B. 尿道膜部

C. 尿道前列腺部　　　　　　　　D. 尿道球部

E. 尿生殖膈

10. 位置固定，易发生骑跨伤、尿道断裂的是

A. 尿道海绵体部　　　　　　　　B. 尿道膜部

C. 尿道前列腺部　　　　　　　　D. 尿道球部

E. 尿道耻骨下弯

11. 将阴茎提向腹壁可消失的尿道弯曲是

A. 骶曲　　　　　　　　　　　　B. 耻骨下弯

C. 耻骨前弯　　　　　　　　　　D. 会阴曲

E. 海绵体部

12. 男性尿道最狭窄处是

A. 尿道内口　　　　　　　　　　B. 尿道外口

C. 尿道膜部　　　　　　　　　　D. 尿道前列腺部

E. 尿道海绵体部

13. 后尿道是指

A. 前列腺部　　　　　　　　　　B. 膜部

C. 海绵体部　　　　　　　　　　D. 膜部和前列腺部

E. 膜部和海绵体部

14. 女性外生殖器称

A. 卵巢　　　　　　　　　　　　B. 女阴

C. 阴道　　　　　　　　　　　　D. 乳房

E. 前庭大腺

15. 子宫附件是指

A. 卵巢　　　　　　　　　　　　B. 输卵管

C. 前庭大腺　　　　　　　　　　D. 阴道

E. 卵巢和输卵管

16. 卵巢的排卵时间多在月经周期的

A. 第1天　　　　　　　　　　　B. 第7天

C. 第14天　　　　　　　　　　D. 第21天

E. 第28天

17. 关于卵巢的描述，**错误**的是

A. 是女性的生殖腺　　　　　　B. 位于子宫的两侧

C. 属于腹膜外位器官　　　　　D. 上端与输卵管伞相接触

E. 性成熟期卵巢最大，表面凹凸不平

18. 输卵管结扎的常选部位是

A. 输卵管子宫部　　　　　　　B. 输卵管伞

C. 输卵管峡　　　　　　　　　D. 输卵管漏斗

E. 输卵管壶腹

19. 关于子宫的描述，**错误**的是

A. 位于骨盆腔中央　　　　　　B. 两侧为卵巢和输卵管

C. 位于膀胱与直肠之间　　　　D. 后方贴近骶骨

E. 下方为阴道

20. 宫颈炎症和肿瘤好发于

A. 子宫颈阴道上部　　　　　　B. 子宫颈阴道部

C. 子宫口　　　　　　　　　　D. 子宫颈管

E. 子宫腔

21. 产科行剖腹取胎术的部位是

A. 子宫体　　　　　　　　　　B. 子宫颈

C. 子宫底　　　　　　　　　　D. 子宫峡

E. 阴道

22. 月经黄体维持的时间为

A. 28天　　　　　　　　　　　B. 14天

C. 6个月　　　　　　　　　　　D. 1~4天

E. 10个月

23. 手术时识别输卵管的标志是

A. 输卵管峡　　　　　　　　　B. 输卵管漏斗

C. 输卵管壶腹　　　　　　　　D. 输卵管伞

E. 输卵管子宫部

24. 子宫腔向下通

A. 子宫口　　　　　　　　　　B. 子宫颈管

C. 阴道   D. 输卵管

E. 子宫颈

25. 维持子宫前倾的主要结构是

    A. 子宫圆韧带   B. 子宫阔韧带

    C. 子宫主韧带   D. 子宫骶韧带

    E. 卵巢固有韧带

26. 腹膜形成的主要结构**不包括**

    A. 网膜   B. 系膜

    C. 韧带   D. 筋膜

    E. 腹膜陷凹

27. 以下**不属于**腹膜内位器官的是

    A. 胃   B. 肝

    C. 空肠   D. 回肠

    E. 盲肠

28. **不用**打开腹膜腔就能进行手术的器官是

    A. 胃   B. 空肠

    C. 回肠   D. 输尿管

    E. 阑尾

29. **不属于**腹膜形成的韧带是

    A. 镰状韧带   B. 肝圆韧带

    C. 冠状韧带   D. 胃脾韧带

    E. 脾肾韧带

30. 以下属于腹膜间位器官的是

    A. 胰   B. 肾

    C. 输尿管   D. 子宫

    E. 胃

31. 关于乳房的描述，**错误**的是

    A. 乳头周围的色素沉着区称乳晕

    B. 每侧乳房有 15～20 个乳腺叶

    C. 每个乳腺叶有多条输乳管

    D. 输乳管以乳头为中心呈放射状排列

    E. 乳腺癌患者皮肤可出现酒窝征或橘皮征。

32. 乳房手术采用放射状切口是因为

    A. 便于延长手术切口   B. 可以避免切断 Cooper 韧带

    C. 易找到发病部位   D. 可减少对输乳管和乳腺叶的损伤

    E. 减少损伤皮肤的血管和神经

三、学习目标检测参考答案

（一）名词解释

1. 精索：睾丸上端至腹股沟管腹环之间的一对柔软的圆索状结构称为精索。

2. 排卵：次级卵母细胞连同透明带、放射冠与卵泡液一起从卵巢排出到腹膜腔的过程（离开卵巢的过程）称为排卵。

3. 阴道穹：阴道上部与子宫颈阴道部之间的环形凹陷称为阴道穹。

4. 阴道前庭：是位于两侧小阴唇之间的区域，其前部有尿道外口，后部有阴道口。

5. 狭义会阴：是指肛门与外生殖器之间狭小区域的软组织。

6. 腹膜腔：壁腹膜与脏腹膜相互移行，围成不规则的潜在性腔隙，称为腹膜腔。

（二）填空题

1. 睾丸   产生精子   分泌雄激素

2. 睾丸部   精索部   腹股沟管部   盆部

3. 前列腺部   膜部   海绵体部

4. 尿道内口   尿道膜部   尿道外口

5. 输卵管子宫部   输卵管峡   输卵管壶腹   输卵管漏斗   输卵管峡   输卵管伞

6. 子宫底   子宫体   子宫颈   子宫腔   子宫颈管

7. 子宫阔韧带   子宫圆韧带   子宫主韧带   子宫骶韧带

8. 月经期   增生期   分泌期

9. 网膜   系膜   韧带   腹膜陷凹

10. 坐骨结节   尿生殖区   尿道   尿道   阴道   肛区   肛管

（三）判断题

1. ×   解析：睾丸分泌的雄激素直接释放进入血液里，无须通过生殖管道输送，故结扎输精管不会影响雄激素的分泌，即不会使男性女性化。

2. ×   解析：子宫是孕育胎儿的场所。

3. ×   解析：子宫下接阴道。

4. √

5. √

（四）填图题

图 8-1：1.膀胱　2.输精管　3.精囊　4.前列腺

图 8-2：1.卵巢　2.输卵管　3.子宫　4.膀胱　5.尿道　6.阴道后穹　7.阴道

图 8-3：1.阴道前庭　2.尿道外口　3.阴道口

（五）简答题

1. 答：

产生部位：睾丸（生精小管）。

排出途径：生精小管→睾丸网→睾丸输出小管→附睾→输精管→射精管→男性
尿道。

2. 答：

分部：前列腺部、膜部和海绵体部。

狭窄：三个狭窄分别位于尿道内口、尿道膜部和尿道外口。

弯曲：两个弯曲分别为耻骨下弯和耻骨前弯。

3. 答：

位置：位于盆腔的中央，介于膀胱与直肠之间。

形态：子宫呈前后略扁、倒置的梨形。

分部：分子宫底、子宫体和子宫颈 3 部分。

固定子宫的韧带有：子宫阔韧带、子宫圆韧带、子宫主韧带、子宫骶韧带。

4. 答：

腹膜陷凹：男性有直肠膀胱陷凹；女性有膀胱子宫陷凹和直肠子宫陷凹。

临床意义：站立或坐位时，腹膜陷凹是腹膜腔的最低部位，腹膜腔内的积液易积
聚于此，临床上可经直肠穿刺或阴道后穹穿刺以进行诊断或治疗。

（六）A 型选择题

1. D　解析：睾丸后缘有血管、神经、淋巴管进出，并与附睾、输精管起始部相
接触。

2. B　解析：输精管精索部位于睾丸上端与腹股沟管浅环之间，位置表浅容易触
及，是输精管结扎术的常用部位。

3. A　解析：附睾的功能是暂时储存精子，为精子提供营养并促进其继续发育
成熟。

4. B　解析：精索由输精管、睾丸动脉、蔓状静脉丛、神经、淋巴管等结构外包三

层被膜构成。

5. C 解析：输精管末端变细与精囊的排泄口合并成射精管。

6. B 解析：前列腺为一实质性器官，位于膀胱颈和尿生殖膈之间，其内有尿道和射精管穿过，后方与直肠相邻。

7. D 解析：前列腺上为膀胱颈，下为尿生殖膈，后为直肠。活体直肠指诊可触及前列腺沟。

8. D 解析：射精管穿前列腺实质，开口于尿道的前列腺部。

9. E 解析：尿道球腺埋藏在尿生殖膈内，以细长的排泄管开口于尿道球部。

10. B 解析：尿道膜部位置较固定，外伤性尿道断裂易发生于膜部。

11. C 解析：耻骨前弯位于耻骨联合的前下方，在阴茎根与阴茎体之间，凹向下。此弯曲不恒定，阴茎勃起或将阴茎向上提起时，此弯曲变直而消失。

12. B 解析：尿道的三处狭窄分别位于尿道内口、尿道膜部和尿道外口，其中尿道外口最为狭窄。

13. D 解析：尿道全程可分为前列腺部、膜部和海绵体部。临床上将前列腺部和膜部称为后尿道，海绵体部称为前尿道。

14. B 解析：女性外生殖器即女阴，包括阴阜、大阴唇、小阴唇、阴道前庭、阴蒂等。

15. E 解析：临床上常把卵巢和输卵管统称为子宫附件。

16. C 解析：一般在月经周期的第 14 天卵泡成熟排卵，排卵后的卵泡发育为黄体。

17. C 解析：卵巢为腹膜内位器官。

18. C 解析：输卵管峡短而狭细，是输卵管结扎术的常选部位。

19. D 解析：子宫位于骨盆腔中央，膀胱和直肠之间，下端接阴道，两侧与输卵管相连。

20. B 解析：子宫颈的下段深入阴道内称子宫颈阴道部，是炎症和肿瘤的好发部位。

21. D 解析：子宫峡非妊娠时不明显，但在妊娠末期可延展至 7~11cm，产科常在此行剖宫术。

22. B 解析：黄体维持时间的长短取决于排出的卵是否受精。若未受精，黄体发育仅维持 2 周左右，称月经黄体。若排出的卵受精，黄体继续发育，可维持 4~6 个月，称妊娠黄体。

23. D 解析：输卵管漏斗部的周缘有许多细长的突起，称输卵管伞，有"拾卵"的作用,也是临床手术识别输卵管的标志。

24. B 解析:子宫腔呈前后略扁的倒置三角形腔隙,腔底两端通输卵管,下部通子宫颈管。

25. A 解析:子宫圆韧带起于输卵管与子宫连接处前面的下方,向前下方穿腹股沟管,止于大阴唇皮下,是维持子宫前倾的主要结构。

26. D 解析:腹膜形成的主要结构有网膜、系膜、韧带和腹膜陷凹。

27. B 解析:肝属于腹膜间位器官。

28. D 解析:输尿管是腹膜外位器官,手术时可不经腹膜腔而在腹膜外进行。

29. B 解析:肝圆韧带是脐静脉闭合后形成的。

30. D 解析:胃属于腹膜内位器官,肾、输尿管、胰属于腹膜外位器官。

31. C 解析:每个乳腺叶有一条输乳管。

32. D 解析:乳腺叶和输乳管均以乳头为中心呈放射状排列。

(吴俊霞　金　哨)

第九章 | 脉 管 系 统

一、重点和难点解释

（一）心血管系统概述

1. 心血管系统的组成　包括心、动脉、毛细血管和静脉。

（1）心：是中空的肌性器官，是连接动、静脉的枢纽和血液循环的动力器官，且具有内分泌功能。心内部借房间隔和室间隔分成互不相通的左右两半，每半又各分为心房和心室，故心有 4 个腔，即左心房、左心室、右心房和右心室。同侧的心房与心室之间借房室口相交通，心房接纳静脉，心室发出动脉。

（2）动脉：动脉是输送血液离心的管道。①内膜最薄，由内皮及少量的结缔组织构成。邻接中膜处有波浪形弹性纤维形成的内弹性膜。②中膜最厚，大动脉中膜以弹性纤维为主，因具有较大的弹性，又称弹性动脉；中、小动脉的中膜以平滑肌为主，故又称肌性动脉；小动脉管壁平滑肌的舒缩可影响器官、组织的血流量，还可以改变血流的外周阻力，影响血压，故又称阻力血管。③外膜较薄，由疏松结缔组织构成，含有小血管、淋巴管和神经等。

（3）毛细血管：毛细血管是连于动脉和静脉之间呈网状的微细管道，是血液与组织之间进行物质交换的场所。管壁由一层内皮及其基膜构成，可分为连续毛细血管、有孔毛细血管、血窦（又称窦状毛细血管）。

（4）静脉：静脉是输送血液回心的管道。①内膜最薄，由内皮及少量结缔组织构成。②中膜较薄，有数层分布稀疏的环形平滑肌。③外膜最厚，由内含小血管、淋巴管和神经的结缔组织构成。

大部分静脉管壁内面有由内膜形成的半月形向心开放的静脉瓣，可防止血液逆流。

2. 血液循环　根据血液循环的途径不同，分为体循环和肺循环。

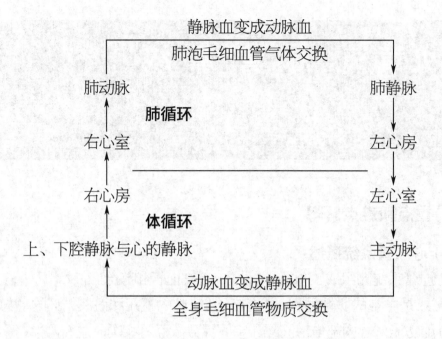

静脉血变成动脉血
肺泡毛细血管气体交换

肺动脉		肺静脉
右心室	**肺循环**	左心房
右心房		左心室
上、下腔静脉与心的静脉	**体循环**	主动脉

动脉血变成静脉血
全身毛细血管物质交换

3. 血管吻合及其功能意义

（1）血管吻合：人体血管之间的吻合非常广泛,除经动脉－毛细血管－静脉吻合之外,在动脉与动脉之间、静脉与静脉之间甚至动脉与静脉之间,可借吻合支或交通支彼此相连分别形成动脉间吻合、静脉间吻合和动静脉吻合。血管吻合具有缩短循环时间、调节血流量、改善局部血液循环和调节局部体温等作用。

（2）微循环：是指微动脉与微静脉之间的血液循环,是血液循环和物质交换的基本结构和功能单位,是心血管系统在组织内真正实施功能的部位。一般都由微动脉、中间微动脉(后微动脉)、真毛细血管(即通常所称的毛细血管)、通血毛细血管、动静脉吻合和微静脉组成。

（二）心

1. 心的位置和毗邻　心位于胸腔的中纵隔内,约2/3在身体正中线的左侧,1/3在右侧。心的前方对着胸骨体和第2~6肋软骨;后方平对第5~8胸椎,并与食管、迷走神经和胸主动脉等相邻;上方连有出入心的大血管;下方邻膈;两侧借胸膜腔与肺相邻。

2. 心的外形　近似倒置圆锥,分为一尖(心尖)、一底(心底)、两面(前面和下面)、三缘(右缘、左缘和下缘)和三沟(前室间沟、后室间沟和冠状沟)。在左侧第5肋间隙、左锁骨中线内侧1~2cm处,可触及心尖搏动(心尖冲动)。

$$\text{心的外形}\begin{cases}\text{一尖（心尖）} \quad \text{朝向左前下方} \\ \text{一底（心底）} \quad \text{朝向右后上方,主要由左心房构成} \\ \text{两面}\begin{cases}\text{胸肋面（前面）} \\ \text{膈面（下面）}\end{cases} \\ \text{三缘}\begin{cases}\text{右缘} \quad \text{主要由右心房构成} \\ \text{左缘} \quad \text{主要由左心室构成} \\ \text{下缘} \quad \text{由右心室和心尖构成}\end{cases} \\ \text{三沟}\begin{cases}\text{冠状沟} \quad \text{心房与心室在心表面的分界标志} \\ \text{前室间沟} \quad \text{左、右心室在心表面的分界标志} \\ \text{后室间沟} \quad \text{左、右心室在心表面的分界标志}\end{cases}\end{cases}$$

3. 心腔　心有 4 个腔,分别为右心房、右心室、左心房、左心室。左、右心房之间有房间隔,左、右心室之间有室间隔。

$$\text{心腔的结构}\begin{cases}\text{右心房}\begin{cases}\text{入口} \quad \text{上腔静脉口、下腔静脉口、冠状窦口} \\ \text{出口} \quad \text{右房室口}\end{cases} \\ \text{右心室}\begin{cases}\text{入口} \quad \text{右房室口（三尖瓣）} \\ \text{出口} \quad \text{肺动脉口（肺动脉瓣）}\end{cases} \\ \text{左心房}\begin{cases}\text{入口} \quad \text{肺静脉口} \\ \text{出口} \quad \text{左房室口}\end{cases} \\ \text{左心室}\begin{cases}\text{入口} \quad \text{左房室口（二尖瓣）} \\ \text{出口} \quad \text{主动脉口（主动脉瓣）}\end{cases}\end{cases}$$

卵圆窝:在房间隔右侧面中下部一卵圆形浅窝称卵圆窝,为胎儿卵圆孔闭锁后的遗迹。此处是房间隔缺损的好发部位。

室间隔膜部:室间隔上部靠近心房处,有一缺乏心肌的卵圆形区域称室间隔膜部,是室间隔缺损的好发部位。

4. 心壁的构造　由内向外依次为心内膜、心肌层和心外膜。心内膜折叠形成心瓣膜;左心室肌最厚;心外膜即浆膜心包的脏层。

5. 心传导系　由窦房结、房室结、房室束及其分支组成。窦房结为心的正常起搏点。

6. 心的血管

（1）动脉:包括左、右冠状动脉。

（2）静脉:多与动脉伴行,最终合成冠状窦,注入右心房。

7. 心包 为包裹心和出入心大血管根部的纤维膜性囊。

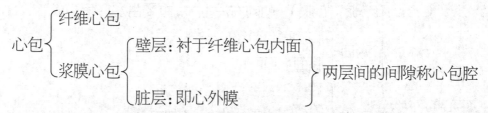

8. 心的体表投影 可用 4 点及其连线表示。①左上点：在左侧第 2 肋软骨下缘，距胸骨左缘约 1.2cm 处；②右上点：在右侧第 3 肋软骨上缘，距胸骨右缘约 1.0cm 处；③左下点：在左侧第 5 肋间隙，左锁骨中线内侧 1～2cm 或距前正中线 7～9cm 处，即心尖的体表投影位置；④右下点：在右侧第 7 胸肋关节。

（三）血管

1. 肺循环的主要血管

（1）肺循环的动脉：肺动脉干粗而短，起于右心室，分为左、右肺动脉。

动脉韧带：肺动脉干分叉处与主动脉弓下缘之间有一结缔组织索，称动脉韧带，是胎儿时期动脉导管闭锁后的遗迹。

（2）肺循环的静脉：4 条肺静脉，注入左心房。

2. 体循环的动脉 体循环的动脉主干为主动脉，其全长可分为升主动脉、主动脉弓和降主动脉 3 部分。

升主动脉起自左心室，根部发出左、右冠状动脉。

主动脉弓凸侧从右向左依次发出头臂干、左颈总动脉和左锁骨下动脉。主动脉弓壁内有压力感受器。在主动脉弓下方近动脉韧带处有 2～3 个粟粒样小体，称为主动脉小球，为化学感受器。

降主动脉以膈的主动脉裂孔为界分为胸主动脉和腹主动脉。

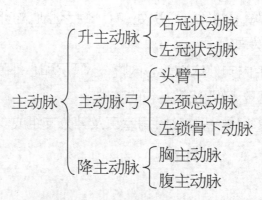

（1）头颈部的动脉：主干是颈总动脉，右颈总动脉起自头臂干，左颈总动脉起自主动脉弓。两侧颈总动脉在甲状软骨上缘处分为颈内动脉和颈外动脉。

上颌动脉分布于硬脑膜的分支,称脑膜中动脉,紧贴翼点内面走行,当颞部骨折时,易损伤该血管,引起硬膜外血肿。

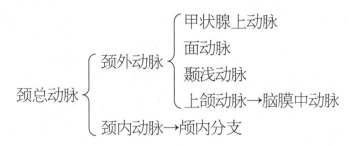

（2）锁骨下动脉：左侧起自主动脉弓,右侧起自头臂干。主要分支有椎动脉、胸廓内动脉、甲状颈干。

（3）上肢的动脉：在腕的掌侧面、桡侧上方可触及桡动脉,是计数脉搏的常用部位。

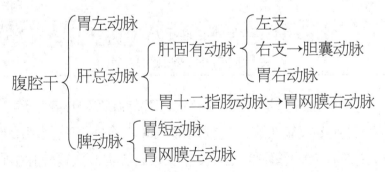

（4）胸部的动脉：主干是胸主动脉,分支有壁支(肋间后动脉、肋下动脉)和脏支(支气管支、食管支和心包支)。

（5）腹部的动脉：主干是腹主动脉,分支有壁支和脏支。壁支主要是 4 对腰动脉。脏支分成对和不成对两种。成对的有肾上腺中动脉、肾动脉、睾丸动脉(或卵巢动脉);不成对的有腹腔干、肠系膜上动脉和肠系膜下动脉。

1）腹腔干：主要分支如下。

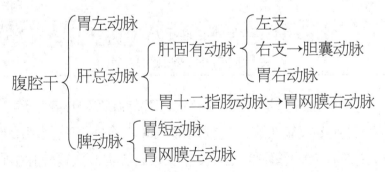

2）肠系膜上动脉：主要分支有空肠动脉、回肠动脉、回结肠动脉→阑尾动脉、右结肠动脉和中结肠动脉。

3）肠系膜下动脉：主要分支有左结肠动脉、乙状结肠动脉和直肠上动脉。

（6）盆部和下肢的动脉：髂总动脉在第 4 腰椎体下缘由腹主动脉发出,至骶髂关节前方,分为髂内动脉和髂外动脉,髂外动脉经腹股沟韧带中点深面至股前部,移行为股动脉。

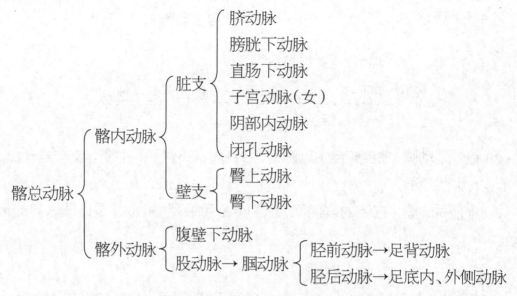

全身主要动脉的压迫止血部位和止血范围如表 9-1 所示。

表 9-1　全身主要动脉的压迫止血部位和止血范围

名称	压迫止血部位	止血范围
面动脉	咬肌前缘绕下颌骨下缘处	面部
颞浅动脉	耳屏前方约 1cm 处	颅顶前部
肱动脉	臂中部的内侧	前臂和手部
桡动脉、尺动脉	桡腕关节掌侧面上方的两侧	手部
指掌侧固有动脉	手指两侧	手指
股动脉	腹股沟韧带中点稍下方	下肢
足背动脉	踝关节前方,内、外踝连线中点	足背部

3. 体循环的静脉　组成:包括上腔静脉系、下腔静脉系和心静脉系。

(1)上腔静脉系:主要收集头颈部、上肢和胸部(心除外)等上半身的静脉血,其主干为上腔静脉,由左、右头臂静脉汇合而成,注入右心房。头臂静脉由同侧的颈内静脉和锁骨下静脉汇合而成,汇合处的夹角称静脉角。

1)头颈部的静脉

颈内静脉:与颅内乙状窦相续。收集脑、视器、面静脉等处静脉血。

面静脉:起自内眦静脉,与颅内交通。

危险三角：通常指鼻根至两侧口角间的三角区。

颈外静脉：沿胸锁乳突肌表面下行，注入锁骨下静脉，常用于小儿静脉采血。

头皮静脉：主要有颞浅静脉、耳后静脉、眶上静脉和滑车上静脉等，临床常用于小儿静脉穿刺。

2）上肢的静脉：分浅静脉和深静脉。

上肢的深静脉都与同名动脉伴行，收集伴行动脉分布区的静脉血，最后合成腋静脉，再延续为锁骨下静脉。

上肢浅静脉比较恒定的有头静脉、贵要静脉和肘正中静脉，是临床常用注射和采血部位。

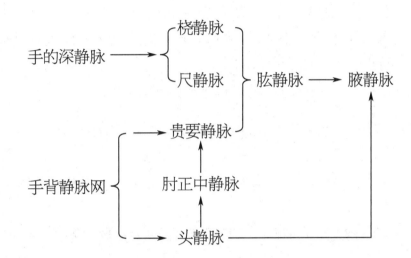

3）胸部的静脉：主要有头臂静脉、上腔静脉、奇静脉及其属支。①头臂静脉，由同侧的颈内静脉与锁骨下静脉汇合而成，汇合处的角称为静脉角。②上腔静脉，是上腔静脉系的主干，由左、右头臂静脉汇合而成，沿升主动脉的右侧下行，注入右心房。③奇静脉，由右腰升静脉穿膈入胸腔而成，沿脊柱右侧上行至第4胸椎体高度，向前绕右肺根上方注入上腔静脉。奇静脉沿途收集肋间后静脉、食管静脉、支气管静脉和腹后壁的部分静脉血。

（2）下腔静脉系：收集下肢、盆部及腹部的静脉血。其主干为下腔静脉。沿腹主动脉右侧上行，经肝的后方穿膈入胸腔，注入右心房。

1）下肢的静脉：分深静脉和浅静脉两种。

下肢的深静脉都与同名动脉伴行，收集伴行动脉分布区的静脉血，最后合成股静脉，再延续为髂外静脉。股静脉在腹股沟韧带下方位于股动脉内侧，临床常用于股静脉穿刺插管。

下肢的浅静脉主要有小隐静脉和大隐静脉，是临床常用注射的血管。

小隐静脉:在足外侧缘起自足背静脉弓,经外踝后方,沿小腿后面上行,注入腘静脉。

大隐静脉:在足内侧缘起自足背静脉弓,经内踝前方,沿小腿和大腿内侧面上行,注入股静脉。是下肢静脉曲张的好发血管。

2)盆部的静脉:髂总静脉由髂内静脉和髂外静脉在骶髂关节的前方汇合而成,在第5腰椎体的右前方与对侧髂总静脉汇合成下腔静脉。

3)腹部的静脉:主要有腰静脉、肾上腺静脉、肾静脉、睾丸静脉或卵巢静脉、肝静脉、肝门静脉等。

4)肝门静脉系:由肠系膜上静脉和脾静脉汇合而成;结构特点是它的始端和末端均为毛细血管,且缺少静脉瓣;主要属支包括肠系膜上静脉、脾静脉、肠系膜下静脉、胃左静脉、胃右静脉、胆囊静脉和附脐静脉;收集腹腔不成对脏器(肝除外)的静脉血,注入肝门静脉。

肝门静脉系与上、下腔静脉系之间的吻合主要有3处:

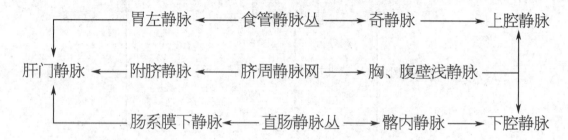

(四)淋巴系统

1. 概述

组成:淋巴管道、淋巴器官和淋巴组织。淋巴器官主要有淋巴结、脾、胸腺和腭扁桃体等。

功能:协助静脉引流组织液;产生淋巴细胞、过滤淋巴和参与免疫应答等。

2. 淋巴管道 包括毛细淋巴管、淋巴管、淋巴干和淋巴导管。

胸导管是全身最大的淋巴导管,起于第1腰椎前方的乳糜池;乳糜池接受左、右腰干和肠干;在注入左静脉角处,还收纳左颈干、左锁骨下干和左支气管纵隔干;收集全身3/4的淋巴。

右淋巴导管由右颈干、右锁骨下干和右支气管纵隔干汇合成,注入右静脉角;收集全身1/4的淋巴。

淋巴液的流动途径:毛细淋巴管 → 淋巴管 → 淋巴干 → 淋巴导管 → 静脉角 → 头臂静脉。

3. 淋巴器官

（1）淋巴结

1）形态：呈圆形或椭圆形灰红色小体。凸侧有数条输入淋巴管；凹侧称淋巴结门，有1~2条输出淋巴管及血管、神经出入。

2）微细结构：被膜伸入实质内形成网状的小梁，构成淋巴结的支架。淋巴结的实质可分为浅层的皮质（浅层皮质、副皮质区和皮质淋巴窦）和深层的髓质（髓索和髓窦）两部分。

3）功能：①滤过淋巴；②参与免疫应答。

4）全身重要的淋巴结群：淋巴结多沿血管成群分布，接受一定器官或部位的淋巴，当某器官或部位发生病变时，可引起相应淋巴结的肿大。

头颈部淋巴结群：主要有下颌下淋巴结、颈外侧浅淋巴结和颈外侧深淋巴结。在颈外侧深淋巴结中，位于锁骨上方的称锁骨上淋巴结，胃癌患者，常见左锁骨上淋巴结肿大（原因是胃的淋巴经肠干汇入胸导管，胸导管注入左静脉角，而在静脉角处的淋巴干缺乏瓣膜，故癌细胞可经左颈干逆流至左锁骨上淋巴结）。

腋淋巴结：乳腺癌时常见腋淋巴结肿大。

支气管肺门淋巴结（肺门淋巴结）：肺癌时常见肺门淋巴结肿大。

腹股沟浅淋巴结和腹股沟深淋巴结：收纳腹前外侧壁下部、臀部、会阴及下肢等处淋巴。

全身主要浅淋巴结群的位置和收集范围见表9-2。

表9-2　全身主要的浅淋巴结群

名称	位置	收集范围
下颌下淋巴结	下颌下腺周围	面部、口腔
颈外侧浅淋巴结	沿颈外静脉排列	枕部、耳后、颈浅部淋巴
腋淋巴结	腋窝内	上肢、脐以上前外侧胸腹壁浅层、乳房
腹股沟浅淋巴结	腹股沟韧带下方大隐静脉末端	腹前外侧壁下部、臀部、会阴部、下肢

（2）脾

1）位置和形态：位于左季肋区，第9~11肋的深面，长轴与第10肋一致，正常情况在左肋弓下不能触及脾。脾呈暗红色，质软而脆，受暴力的冲击易致脾破裂；可分为膈、脏两面和上、下两缘；上缘前部有2~3个脾切迹，是临床上触诊脾的重要标志。

2）微细结构：被膜结缔组织伸入脾内形成小梁，构成脾的粗支架。脾实质分为白髓(动脉周围淋巴鞘、淋巴小结和边缘区)和红髓(脾索和脾血窦)两部分。

3)功能：造血、储血、滤血及参与机体的免疫应答。

（3）胸腺：位于上纵隔的前部，婴幼儿的胸腺相对较大，成人的胸腺被结缔组织替代。胸腺既是淋巴器官，又有内分泌功能。

（张柱武　王　峰）

二、学习目标检测

（一）名词解释

1. 动脉

2. 体循环

3. 心包腔

4. 动脉韧带

5. 危险三角

6. 静脉角

7. 乳糜池

（二）填空题

1. 脉管系统包括_____和_____两部分。

2. 心位于_____内，在左侧第_____肋间隙、左锁骨中线内侧_____处可触及心尖的搏动。

3. 右心房有 3 个入口：上方的称_____，下方的称_____，在下腔静脉口与右房室口之间的称_____。

4. 右心室的入口即_____，口周缘附有_____；出口称_____，口周缘附有_____。

5. 房间隔缺损的好发部位为_____，室间隔缺损的好发部位为_____。

6. 心壁由内向外依次分为_____、_____和_____3 层，心瓣膜由_____折叠而成。

7. 心的传导系统包括_____、_____、_____及其分支，其中_____是心的正常起搏点。

8. 营养心的动脉有_____和_____。

9. 主动脉全长可分为_____、_____和_____3 部分。

10. 主动脉弓凸侧自右向左依次发出_____、_____和_____3 个分支。

11. 在耳屏前方约 1cm 处可触及_____搏动。当_____出血时，可在此处压迫止血。

12. 在_____稍上方，_____内侧可触及肱动脉的搏动，此处是测量血压时听诊的部位；在腕掌侧面桡侧上方可触及_____的搏动，此处是计数脉搏的常用部位。

13. 腹主动脉发出的不成对脏支有_____、_____和_____。

14. 子宫动脉发自_____，在子宫颈外侧2cm处越过_____的前上方。

15. 体循环的静脉包括_____、_____和_____。

16. 上腔静脉系主干为_____，由_____和_____汇合而成，主要收集_____的静脉血，注入_____。

17. 上肢的浅静脉比较恒定的有_____、_____和_____。

18. 下腔静脉系主干为_____，由_____和_____汇合而成，收集_____、_____和_____的静脉血，注入_____。

19. 下肢的浅静脉主要有_____和_____，临床上常在内踝前上方进行_____穿刺或切开插管。

20. 肝门静脉由_____和_____汇合而成。

21. 肝门静脉系与上、下腔静脉系之间的吻合主要有_____、_____和_____3处。

22. 脾位于_____，第_____肋的深面，长轴与第_____肋一致；脾上缘前部有2～3个_____，是临床上触诊脾的重要标志。

23. 胸导管起于第1腰椎前方的_____，注入_____，收集全身3/4的淋巴。

（三）判断题

1. 脉管系统由心、动脉、静脉和毛细血管组成。

2. 动脉是指含动脉血的血管。

3. 肺循环的血液由左心室射入肺动脉干，经肺静脉返回左心房。

4. 心尖的搏动点在左侧第5肋间隙，锁骨中线内侧1～2cm处。

5. 心尖由左心室构成。

6. 心腔内瓣膜的作用是保证血液的双向流动。

7. 大动脉和中动脉的中膜以平滑肌为主，故都称肌性动脉。

8. 存在于微动脉和微静脉之间的血液循环，称为微循环。

9. 肝门静脉收集腹腔内所有不成对脏器回流的静脉血。

10. 动脉和静脉均可以在体表触及其搏动。

（四）填图题

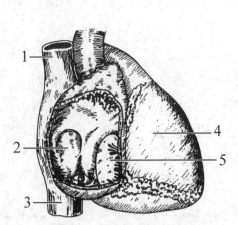

图9-1　右心房的结构

1._____；2._____；3._____；
4._____；5._____。

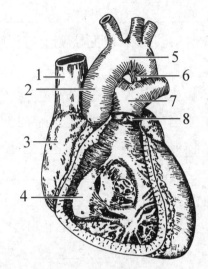

图9-2　右心室的结构

1._____；2._____；3._____；4._____；
5._____；6._____；7._____；8._____。

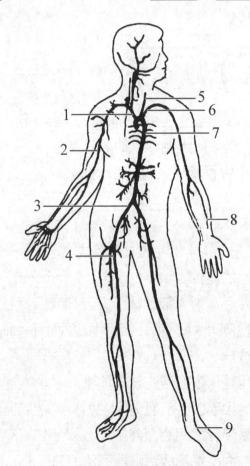

图9-3　全身的动脉分布

1._____；2._____；3._____；4._____；5._____；6._____；7._____；8._____；9._____。

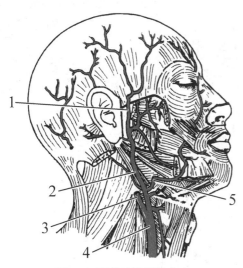

图 9-4　颈外动脉及其分支

1._____; 2._____; 3._____;
4._____; 5._____。

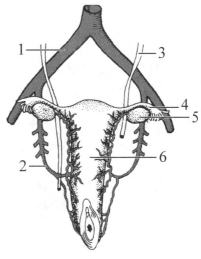

图 9-5　子宫动脉

1._____; 2._____; 3._____;
4._____; 5._____; 6._____。

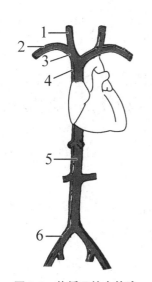

图 9-6　体循环的大静脉

1._____; 2._____; 3._____;
4._____; 5._____; 6._____。

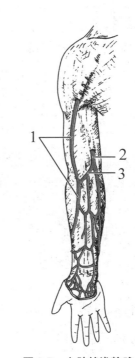

图 9-7　上肢的浅静脉

1._____; 2._____; 3._____。

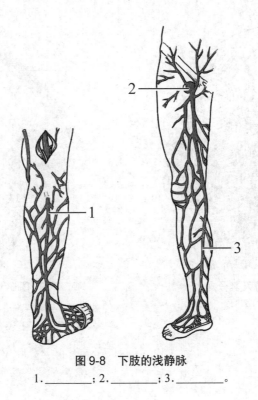

图 9-8　下肢的浅静脉

1.＿＿＿＿＿；2.＿＿＿＿＿；3.＿＿＿＿＿。

（五）简答题

1. 简述脉管系统的组成。

2. 简述心的位置及心尖的体表投影。

3. 列表归纳面动脉、颞浅动脉、肱动脉、桡动脉、尺动脉、指掌侧固有动脉、股动脉、足背动脉的压迫止血部位和止血范围。

4. 简述上、下肢主要浅静脉的起始、行程和注入部位。

5. 某阑尾炎患者，经手背静脉网桡侧滴注抗生素进行治疗，请用箭头表示药物到达阑尾的途径。

（六）A 型选择题

1. 心血管系统**不包括**

　A. 心 　　　　　　　　　　　B. 静脉

　C. 毛细血管 　　　　　　　　D. 淋巴管

　E. 动脉

2. 体循环起始于

　A. 右心房 　　　　　　　　　B. 左心房

　C. 左心室 　　　　　　　　　D. 右心室

　E. 毛细血管

3. 肺循环终于
    A. 右心房
    B. 左心房
    C. 肺动脉
    D. 肺静脉
    E. 肺泡毛细血管
4. 下列含静脉血的血管是
    A. 肺动脉
    B. 肺静脉
    C. 主动脉
    D. 颈总动脉
    E. 腹腔干
5. 心位于
    A. 心包腔内
    B. 胸膜腔内
    C. 中纵隔内
    D. 前纵隔内
    E. 正中线两侧,左右对称
6. 可触及心尖冲动的是
    A. 左侧第4肋间隙
    B. 右侧第4肋间隙
    C. 胸骨角平面
    D. 左侧第5肋间隙,锁骨中线内侧1~2cm处
    E. 右侧第5肋间隙,锁骨中线内侧1~2cm处
7. **不属于**右心房的结构是
    A. 卵圆窝
    B. 肺静脉口
    C. 上腔静脉口
    D. 下腔静脉口
    E. 冠状窦口
8. 右房室口周缘有
    A. 二尖瓣
    B. 三尖瓣
    C. 主动脉瓣
    D. 肺动脉瓣
    E. 左房室瓣
9. 二尖瓣位于
    A. 主动脉口
    B. 肺动脉口
    C. 左房室口
    D. 右房室口
    E. 冠状窦口
10. 左心室内血液的出口是
    A. 肺动脉口
    B. 左房室口

C. 右房室口   D. 主动脉口

E. 上腔静脉口

11. 心室收缩时,防止血液逆流的装置是

    A. 二尖瓣、主动脉瓣   B. 二尖瓣、三尖瓣

    C. 三尖瓣、肺动脉瓣   D. 主动脉瓣、肺动脉瓣

    E. 二尖瓣

12. 心室舒张时,防止血液逆流的装置是

    A. 二尖瓣、主动脉瓣   B. 二尖瓣、三尖瓣

    C. 三尖瓣、肺动脉瓣   D. 主动脉瓣、肺动脉瓣

    E. 二尖瓣

13. 心正常的起搏点位于

    A. 房室结   B. 窦房结

    C. 左束支和右束支   D. 房室束

    E. 浦肯野纤维

14. 营养心的血管是

    A. 升主动脉   B. 冠状动脉

    C. 主动脉弓   D. 降主动脉

    E. 胸主动脉

15. 肺动脉干起于

    A. 左心房   B. 右心房

    C. 主动脉弓   D. 左心室

    E. 右心室

16. 主动脉弓从右向左发出的第 1 个分支是

    A. 右颈总动脉   B. 右锁骨下动脉

    C. 左冠状动脉   D. 左颈总动脉

    E. 头臂干

17. 关于颈总动脉的描述,**错误**的是

    A. 两侧均起于主动脉弓

    B. 在甲状软骨上缘处分为颈内动脉和颈外动脉

    C. 在分叉处的后方有颈动脉小球

    D. 颈总动脉末端和颈内动脉起始部膨大称颈动脉窦

    E. 在胸锁乳突肌前缘中点处,可触及其搏动

18. 颈外动脉的分支**不包括**

 A. 甲状腺上动脉
 B. 甲状腺下动脉

 C. 面动脉
 D. 上颌动脉

 E. 颞浅动脉

19. 翼点处骨折时,易损伤的动脉是

 A. 颈内动脉
 B. 颈外动脉

 C. 颞浅动脉
 D. 上颌动脉

 E. 脑膜中动脉

20. 咬肌前缘绕下颌骨下缘处可触及搏动的动脉是

 A. 甲状腺上动脉
 B. 脑膜中动脉

 C. 上颌动脉
 D. 面动脉

 E. 颞浅动脉

21. 颅顶前部出血可进行压迫止血的动脉是

 A. 颞浅动脉
 B. 甲状腺上动脉

 C. 甲状腺下动脉
 D. 面动脉

 E. 上颌动脉

22. 临床上给患者测血压时,选择听诊的动脉是

 A. 腋动脉
 B. 肱动脉

 C. 桡动脉
 D. 尺动脉

 E. 股动脉

23. 临床上计数脉搏的常选动脉是

 A. 肱动脉
 B. 尺动脉

 C. 桡动脉
 D. 颞浅动脉

 E. 腋动脉

24. 腹腔干的直接分支是

 A. 胃网膜左动脉
 B. 胃网膜右动脉

 C. 胃左动脉
 D. 胃右动脉

 E. 胃短动脉

25. 营养肝的血管是

 A. 肝门静脉
 B. 脾动脉

 C. 肠系膜上动脉
 D. 肝固有动脉

 E. 冠状动脉

26. 下肢出血时，在腹股沟韧带中点稍下方，可以压迫用以止血的动脉是
    A. 髂外动脉
    B. 髂内动脉
    C. 股动脉
    D. 腘动脉
    E. 胫前动脉

27. 关于上腔静脉系的描述，**错误**的是
    A. 收集上半身（心除外）的静脉血
    B. 由左、右头臂静脉汇合而成
    C. 注入右心房
    D. 颈内静脉和颈外静脉汇合成颈总静脉
    E. 颈内静脉和锁骨下静脉汇合处的夹角称静脉角

28. 关于面静脉的描述，**错误**的是
    A. 起自内眦静脉
    B. 在口角平面以上有丰富的静脉瓣
    C. 借眼静脉和内眦静脉与颅内海绵窦交通
    D. 与面动脉伴行
    E. 与下颌后静脉汇合后注入颈内静脉

29. 临床上常作静脉注射、输液的血管是
    A. 肱静脉
    B. 桡静脉
    C. 尺静脉
    D. 头静脉
    E. 肺静脉

30. 斜跨肘窝的浅静脉是
    A. 头静脉
    B. 贵要静脉
    C. 肘正中静脉
    D. 尺静脉
    E. 手背静脉网

31. 关于大隐静脉的描述正确的是
    A. 在足内侧缘起自足背静脉弓
    B. 在足外侧缘起自足背静脉弓
    C. 经内踝后方上行
    D. 经外踝前方上行
    E. 注入腘静脉

32. 小隐静脉注入
    A. 股静脉
    B. 大隐静脉
    C. 胫前静脉
    D. 胫后静脉
    E. 腘静脉

33. **不直接**注入下腔静脉的血管是

    A. 肝静脉   B. 肝门静脉

    C. 肾静脉   D. 右睾丸静脉

    E. 右肾上腺静脉

34. **不属于**肝门静脉属支的是

    A. 脾静脉   B. 胃左静脉

    C. 附脐静脉   D. 肝静脉

    E. 肠系膜上静脉

35. 关于胸导管的描述，**错误**的是

    A. 全身最长、最大的淋巴导管

    B. 穿膈主动脉裂孔进入胸腔

    C. 收纳右半身淋巴

    D. 起自乳糜池

    E. 注入左静脉角

36. 胃癌、食管癌患者，癌细胞常可转移至

    A. 左锁骨上淋巴结   B. 右锁骨上淋巴结

    C. 颈外侧浅淋巴结   D. 腋淋巴结

    E. 胸骨旁淋巴结

37. 关于脾的描述，**错误**的是

    A. 位于右季肋区

    B. 长轴与第 10 肋一致

    C. 脾肿大时，脾切迹是触诊脾的标志

    D. 正常情况在左肋弓下不能触及

    E. 质软而脆，在左季肋区受暴力打击时，易导致其破裂

三、学习目标检测参考答案

（一）名词解释

1. 动脉：是指运送血液离心的血管。

2. 体循环：血液由左心室射入主动脉，经各级动脉分支流向毛细血管，血液在此与组织细胞进行物质交换，动脉血变成静脉血，再经各级静脉回流，最后经上、下腔静脉与心的静脉返回右心房。

3. 心包腔：浆膜心包的脏、壁两层在大血管根部相互移行，两层之间的潜在性

密闭间隙,称心包腔。

4. 动脉韧带:在肺动脉干分叉处与主动脉弓下缘之间有一结缔组织索,称动脉韧带,是胎儿时期动脉导管闭锁后的遗迹。

5. 危险三角:面部鼻根到两侧口角之间的三角形区域称危险三角。由于缺乏静脉瓣,若发生感染时,若处理不当,可导致病菌逆行进入颅内,引起颅内感染。

6. 静脉角:同侧的颈内静脉和锁骨下静脉汇合处的夹角称静脉角。

7. 乳糜池:为胸导管起始处的膨大部,位于第 1 腰椎体的前方,由左、右腰干和肠干汇合而成。

(二)填空题

1. 心血管系统　淋巴系统

2. 胸腔的中纵隔　5　1~2cm

3. 上腔静脉口　下腔静脉口　冠状窦口

4. 右房室口　三尖瓣(右房室瓣)　肺动脉口　肺动脉瓣

5. 卵圆窝　膜部

6. 心内膜　心肌层　心外膜　心内膜

7. 窦房结　房室结　房室束　窦房结

8. 左冠状动脉　右冠状动脉

9. 升主动脉　主动脉弓　降主动脉

10. 头臂干　左颈总动脉　左锁骨下动脉

11. 颞浅动脉　颅顶前部

12. 肘窝　肱二头肌腱　桡动脉

13. 腹腔干　肠系膜上动脉　肠系膜下动脉

14. 髂内动脉　输尿管

15. 上腔静脉系　下腔静脉系　心静脉系

16. 上腔静脉　左头臂静脉　右头臂静脉　上半身　右心房

17. 头静脉　贵要静脉　肘正中静脉

18. 下腔静脉　左髂总静脉　右髂总静脉　下肢　盆部　腹部　右心房

19. 小隐静脉　大隐静脉　大隐静脉

20. 肠系膜上静脉　脾静脉

21. 食管静脉丛　直肠静脉丛　脐周静脉网

22. 左季肋区　9~11　10　脾切迹

23. 乳糜池　左静脉角

（三）判断题

1. ×　解析：脉管系统包括心血管系统和淋巴系统，心血管系统由心、动脉、静脉和毛细血管组成。

2. ×　解析：动脉是运送血液离心的血管。动脉内可能含动脉血，也可能含静脉血。

3. ×　解析：肺循环是血液由右心室射出经肺动脉干及其分支，由肺静脉返回左心房。

4. √

5. √

6. ×　解析：心腔内瓣膜的作用是保证血液的单向流动。

7. ×　解析：大动脉中膜以弹性纤维为主，故又称弹性动脉；中动脉和小动脉的中膜以环行平滑肌纤维为主，故又称肌性动脉。

8. √

9. ×　解析：肝门静脉收集腹腔内所有不成对脏器（肝除外）回流的静脉血。肝的静脉血通过肝静脉注入下腔静脉。

10. ×　解析：动脉可在体表触及其搏动，静脉触及不到搏动。

（四）填图题

图 9-1：1. 上腔静脉　2. 卵圆窝　3. 下腔静脉　4. 右心室　5. 三尖瓣

图 9-2：1. 上腔静脉　2. 升主动脉　3. 右心房　4. 三尖瓣　5. 主动脉弓　6. 动脉韧带　7. 肺动脉干　8. 肺动脉瓣

图 9-3：1. 头臂干　2. 肱动脉　3. 髂总动脉　4. 股动脉　5. 左颈总动脉　6. 左锁骨下动脉　7. 主动脉　8. 桡动脉　9. 足背动脉

图 9-4：1. 颞浅动脉　2. 颈外动脉　3. 颈内动脉　4. 颈总动脉　5. 面动脉

图 9-5：1. 髂总动脉　2. 子宫动脉　3. 输尿管　4. 输卵管　5. 卵巢　6. 子宫

图 9-6：1. 颈内静脉　2. 锁骨下静脉　3. 头臂静脉　4. 上腔静脉　5. 下腔静脉　6. 髂总静脉

图 9-7：1. 头静脉　2. 贵要静脉　3. 肘正中静脉

图 9-8：1. 小隐静脉　2. 股静脉　3. 大隐静脉

（五）简答题

1. 答：脉管系统由心血管系统和淋巴系统组成。心血管系统由心、动脉、毛细血管和静脉组成。淋巴系统由淋巴管道、淋巴器官和淋巴组织组成。

2. 答：心位于胸腔的中纵隔内，约 2/3 在身体正中线的左侧，1/3 在右侧。心尖的体表投影在左侧第 5 肋间隙、左锁骨中线内侧 1～2cm 处。

3. 答：见表 9-1。

4. 答：

（1）头静脉起于手背静脉网的桡侧，沿前臂桡侧缘和臂的外侧面上行，注入腋静脉。

（2）贵要静脉起于手背静脉网的尺侧，沿前臂尺侧和臂的内侧面上行，注入肱静脉。

（3）肘正中静脉位于肘窝的前方，连接头静脉和贵要静脉。

（4）小隐静脉在足外侧缘起自足背静脉弓，经外踝后方，沿小腿后面上行，注入腘静脉。

（5）大隐静脉在足内侧缘起自足背静脉弓，经内踝前方，沿小腿和大腿内侧面上行，注入股静脉。

5. 答：药物→头静脉→腋静脉→锁骨下静脉→头臂静脉→上腔静脉→右心房→右心室→肺动脉干→肺动脉→肺泡毛细血管→肺静脉→左心房→左心室→升主动脉→主动脉弓→胸主动脉→腹主动脉→肠系膜上动脉→回结肠动脉→阑尾动脉→阑尾。

（六）A 型选择题

1. D　解析：心血管系统由心、动脉、静脉和连于动、静脉之间的毛细血管组成。

2. C　解析：体循环起于左心室，终于右心房。

3. B　解析：肺循环起于右心室，终于左心房。

4. A　解析：肺动脉里含有静脉血，肺静脉里含有动脉血。

5. C　解析：心位于胸腔的中纵隔内。

6. D　解析：心尖朝向左前下方，在左侧第 5 肋间隙、左锁骨中线内侧 1～2cm 处，在活体此处可触及心尖冲动。

7. B　解析：右心房有 3 个入口。上方有上腔静脉口，下方有下腔静脉口，在下腔静脉口与右房室口之间有冠状窦口。

8. B　解析：右房室口周缘有三尖瓣。

9. C　解析：左房室口周缘有二尖瓣。

10. D　解析：左心室内血液的出口是主动脉口。

11. B　解析：心室收缩时，防止血液逆流的装置是二尖瓣、三尖瓣。

12. D　解析：心室舒张时，防止血液逆流的装置是主动脉瓣、肺动脉瓣。

13. B　解析：心的正常起搏点是窦房结。

14. B　解析：营养心的血管是冠状动脉。

15. E　解析：肺动脉干起于右心室。

16. E　解析：主动脉弓的凸侧从右向左依次发出头臂干、左颈总动脉和左锁骨下动脉。

17. A　解析：颈总动脉分为颈内动脉和颈外动脉，左侧起自主动脉弓，右侧起自头臂干。

18. B　解析：颈外动脉的主要分支有颞浅动脉、上颌动脉、面动脉、甲状腺上动脉和舌动脉。

19. E　解析：脑膜中动脉前支经翼点内面上行，颞部骨折时若伤及此动脉，可形成硬脑膜外血肿。

20. D　解析：面动脉可在咬肌前缘绕下颌骨下缘处可触及搏动。

21. A　解析：颅顶前部出血可在外耳门前上方压迫颞浅动脉进行止血。

22. B　解析：肱动脉是临床常用测量血压的动脉。

23. C　解析：临床上计数脉搏的常选动脉是桡动脉。

24. C　解析：腹腔干的直接分支包括胃左动脉、肝总动脉和脾动脉。

25. D　解析：营养肝的血管是肝固有动脉。

26. C　解析：下肢出血时，在腹股沟韧带中点稍下方，压迫股动脉止血。

27. D　解析：颈外静脉属浅静脉，注入锁骨下静脉。颈部无颈总静脉。

28. B　解析：面静脉在口角以上无静脉瓣，并借内眦静脉、眼静脉与颅内海绵窦相交通。

29. D　解析：浅静脉临床上常作静脉注射、输液的血管，如头静脉、大隐静脉、贵要静脉等。

30. C　解析：斜跨肘窝的浅静脉是肘正中静脉。

31. A　解析：大隐静脉在足内侧缘起于足背静脉弓，经内踝前方上行，注入股静脉。

32. E　解析：小隐静脉在足外侧缘起于足背静脉弓，经外踝后方上行，注入腘静脉。

33. B　解析：肝门静脉入肝后，通过肝静脉出肝，然后汇入下腔静脉。

34. D　解析：肝门静脉的属支包括脾静脉、肠系膜上静脉、肠系膜下静脉、胃左静脉、胃右静脉、胆囊静脉和附脐静脉。肝静脉是下腔静脉的属支。

35. C　解析：胸导管是全身最大最长的淋巴管道，起自乳糜池，穿膈的主动脉裂孔进入胸腔,注入左静脉角。胸导管收纳左侧半身和右侧下半身的淋巴。

36. A 解析:胃癌、食管癌患者,癌细胞常可转移至左锁骨上淋巴结。

37. A 解析:位于左季肋区,长轴与第 10 肋一致。正常情况在左肋弓下不能触及。脾质软而脆,在左季肋区受暴力打击时,易导致其破裂。

(王 峰 张柱武)

第十章 | 感 觉 器

一、重点和难点解释

（一）视器

由眼球和眼副器组成。

1. 眼球 由眼球壁和眼球内容物组成。

（1）眼球壁：分3层，由外向内依次为眼球纤维膜、眼球血管膜和视网膜。

1）眼球纤维膜（外膜）：分为角膜和巩膜两部分。角膜占眼球纤维膜的前1/6，无色透明，无血管，有丰富的感觉神经末梢。巩膜占眼球纤维膜的后5/6，呈乳白色，不透明，厚而坚韧，具有保护作用。巩膜与角膜交界处的深部有一环形小管，称巩膜静脉窦。

2）眼球血管膜（中膜）：由前向后分为虹膜、睫状体和脉络膜3部分。虹膜中央的圆形小孔称为瞳孔。虹膜内有瞳孔括约肌和瞳孔开大肌，其功能分别是缩小和开大瞳孔。睫状体内有睫状肌。睫状体的周缘与晶状体之间连有睫状小带。睫状体有调节晶状体曲度和产生房水的作用。脉络膜具有营养眼球内组织和吸收眼内分散光线的作用。

3）视网膜（内膜）：视网膜后部中央偏鼻侧的圆盘形隆起称视神经盘，此处无感光细胞，又称为"生理性盲点"。在视神经盘的颞侧稍下方约3.5mm处有一浅黄色小区，称为黄斑。黄斑的中央凹陷称中央凹，此处只有视锥细胞聚焦，是感受强光和辨色最敏锐的部位。

（2）眼球内容物：包括房水、晶状体和玻璃体。

1）房水：由睫状体产生，充满于眼房内。除有屈光作用外，还具有营养角膜、晶状体和维持眼内压的作用。若房水循环不畅，则引起眼内压增高，出现眼球疼痛、视力减退或失明，称青光眼。

循环路径：房水→后房→瞳孔→前房→虹膜角膜角→巩膜静脉窦→眼静脉。

2）晶状体：为富有弹性的双凸透镜状无色透明体，曲度可随睫状肌的舒缩而改变。晶状体变混浊,称为白内障;晶状体弹性减退,致视近物时模糊,俗称"老花眼"。

3)玻璃体:充填于晶状体和视网膜之间。

屈光系统包括房水、晶状体、玻璃体和角膜。

2. 眼副器 包括眼睑、结膜、泪器和眼球外肌等。

(1)眼睑:由浅入深分为皮肤、皮下组织、肌层、睑板和睑结膜5层。有上睑、下睑、睑裂、内眦和外眦等结构。

(2)结膜:分睑结膜、球结膜和结膜穹窿。

(3)泪器:包括泪腺和泪道(泪点、泪小管、泪囊和鼻泪管)。

(4)眼球外肌:共7块(4块直肌、2块斜肌和1块上睑提肌),其功能和神经支配见表10-1。

表10-1 眼球外肌的功能和神经支配

眼球外肌	功能	神经支配
上睑提肌	提上睑	动眼神经
上直肌	使眼球转向上内	动眼神经
下直肌	使眼球转向下内	动眼神经
内直肌	使眼球转向内侧	动眼神经
外直肌	使眼球转向外侧	展神经
上斜肌	使眼球转向下外	滑车神经
下斜肌	使眼球转向上外	动眼神经

(二)前庭蜗器

由外耳、中耳和内耳3部分组成。

1. 外耳

(1)耳郭(耳廓):耳垂是临床上常用的采血部位。

(2)外耳道:在成人将耳郭拉向后上方,可使外耳道变直。婴儿外耳道短而直,鼓膜近似水平位,检查鼓膜时需将耳郭拉向后下方。

(3)鼓膜:分松弛部和紧张部。鼓膜的中心向内凹陷称鼓膜脐,鼓膜的前下方有一个三角形反光区称光锥。

2. 中耳

(1)鼓室:位于鼓膜和内耳外侧壁之间。室内有3块听小骨(锤骨、砧骨、镫骨),听小骨借关节和韧带连结成听骨链。

（2）咽鼓管：是连通鼓室与鼻咽的管道。

功能：维持鼓膜内、外压力平衡。

小儿咽鼓管的特点：短而宽（粗），接近水平位，因此咽部感染易经咽鼓管侵入鼓室，引起中耳炎。

3. 内耳

（1）骨迷路：由骨半规管、前庭和耳蜗组成。

（2）膜迷路：由椭圆囊、球囊、膜半规管和蜗管组成。

1）膜半规管：在膜壶腹内壁上有壶腹嵴（位置觉感受器），能感受旋转变速运动的刺激。

2）椭圆囊、球囊：内面分别有椭圆囊斑和球囊斑（位置觉感受器），能感受头部静止的位置及直线变速运动的刺激。

3）蜗管：基底膜上有螺旋器（听觉感受器），能感受声波的刺激。

（三）皮肤

皮肤覆盖于人体的表面，具有保护、感受刺激、吸收、分泌、调节体温及参与物质代谢等多种功能。

皮肤分表皮和真皮。

1. 表皮　表皮是皮肤的浅层，由角化的复层扁平上皮构成。由深到浅分为5层：基底层、棘层、颗粒层、透明层和角质层。

2. 真皮　真皮位于表皮深面，由致密结缔组织构成，分为浅层的乳头层和深层的网状层。真皮内含触觉小体、环层小体、汗腺、毛囊和皮脂腺等结构。

真皮的深面为皮下组织即浅筋膜，由疏松结缔组织和脂肪组织构成。

皮下注射是将药物注入皮下组织。

皮内注射是将药物注射入皮肤（通常有两种描述法，即"注入表皮与真皮之间"或"注入真皮的浅层"）。由于这个部位神经末梢丰富，皮内注射比较疼痛。

二、学习目标检测

（一）名词解释

1. 视神经盘

2. 黄斑

3. 巩膜静脉窦

4. 虹膜角膜角

（二）填空题

1. 眼球壁由外向内由_____、_____和_____构成。

2. 眼球纤维膜分为前部的_____和后部的_____，前者无色透明，无血管，富有_____。

3. 虹膜中央的圆形小孔称为_____。虹膜内呈环形排列的平滑肌叫_____，收缩时_____，呈放射状排列的平滑肌称_____，收缩时_____。

4. 视网膜感光细胞有_____和_____。

5. 眼的屈光系统由_____、_____、_____和_____组成。

6. 结膜分为_____、_____和_____3部分。

7. 前庭蜗器包括_____、_____和_____。

8. 听小骨包括_____、_____和_____。

9. 骨迷路由_____、_____和_____组成。

10. 听觉感受器是_____，位置觉感受器包括_____、_____和_____。

（三）判断题

1. 睫状体有调节晶状体曲度和产生房水的作用。

2. 角膜呈乳白色，不透明。

3. 视神经盘是感受强光和辨色最敏锐的部位。

4. 成人检查鼓膜时须将耳郭拉向后上方。

5. 耳既有听觉功能，又有位置觉功能。

（四）填图题

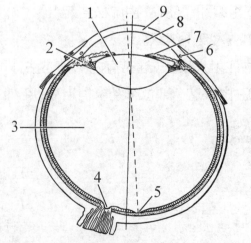

图 10-1　右眼球水平切面

1._____; 2._____; 3._____; 4._____; 5._____;
6._____; 7._____; 8._____; 9._____。

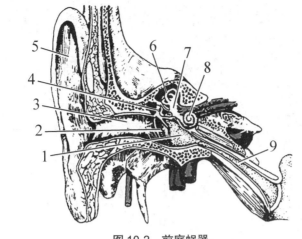

图 10-2　前庭蜗器

1. _____; 2. _____; 3. _____; 4. _____; 5. _____;
6. _____; 7. _____; 8. _____; 9. _____。

（五）简答题

1. 简述外界光线投射到视网膜上所穿过的结构。

2. 简述泪液的产生部位及排泄途径。

3. 简述小儿咽鼓管的特点及临床意义。

（六）A 型选择题

1. 关于眼球的描述，**错误**的是

    A. 位于眶内　　　　　　　　　　B. 近似球形

    C. 其后面借视神经与脑相连　　　D. 由眼球壁和眼副器组成

    E. 内容物包括房水、晶状体、玻璃体

2. 角膜内含有丰富的

    A. 毛细血管　　　　　　　　　　B. 感觉神经末梢

    C. 色素细胞　　　　　　　　　　D. 视细胞

    E. 毛细淋巴管

3. 关于视网膜的描述，**错误**的是

    A. 中央凹位于视神经盘中央　　　B. 视神经盘处无感光细胞

    C. 视杆细胞只能感受弱光　　　　D. 节细胞的轴突构成视神经

    E. 中央凹是感受强光和辨色最敏锐的部位

4. 能感受强光的细胞是

    A. 色素上皮细胞　　　　　　　　B. 视杆细胞

    C. 视锥细胞　　　　　　　　　　D. 双极细胞

E. 节细胞

5. 能感受弱光的细胞是

    A. 节细胞   B. 双极细胞

    C. 视锥细胞   D. 视杆细胞

    E. 色素上皮细胞

6. 产生房水的结构是

    A. 眼房   B. 晶状体

    C. 玻璃体   D. 睫状体

    E. 泪腺

7. 调节晶状体曲度的主要结构是

    A. 瞳孔括约肌   B. 瞳孔开大肌

    C. 上睑提肌   D. 眼轮匝肌

    E. 睫状肌

8. 眼的折光系统**不包括**

    A. 玻璃体   B. 虹膜

    C. 房水   D. 晶状体

    E. 角膜

9. 白内障发生于

    A. 玻璃体   B. 虹膜

    C. 房水   D. 晶状体

    E. 角膜

10. 沟通眼球前房和后房的结构是

    A. 巩膜静脉窦   B. 虹膜角膜角

    C. 瞳孔   D. 泪点

    E. 眼静脉

11. 一侧眼球出现内斜视，可能出现肌瘫痪的是

    A. 上斜肌   B. 下斜肌

    C. 外直肌   D. 内直肌

    E. 上直肌

12. 构成鼓室外侧壁的是

    A. 咽鼓管   B. 蜗窗

    C. 前庭窗   D. 听小骨

E. 鼓膜

13. **不属于**中耳的结构是

 A. 乳突窦   B. 咽鼓管

 C. 前庭   D. 鼓室

 E. 乳突小房

14. 幼儿上呼吸道感染较成人易并发中耳炎的主要原因是

 A. 咽鼓管与鼓室相交通   B. 咽鼓管周围血管丰富

 C. 咽鼓管宽、短、呈水平位 D. 咽鼓管较窄、长斜

 E. 咽鼓管易充血水肿

15. 膜迷路**不包括**

 A. 椭圆囊   B. 球囊

 C. 耳蜗   D. 蜗管

 E. 膜半规管

16. 内耳的听觉感受器是

 A. 壶腹嵴   B. 膜壶腹

 C. 椭圆囊斑   D. 球囊斑

 E. 螺旋器

三、学习目标检测参考答案

（一）名词解释

1. 视神经盘：视网膜后部中央偏鼻侧的圆盘形隆起，称视神经盘。

2. 黄斑：在视神经盘的颞侧稍下方有一浅黄色小区，称黄斑。

3. 巩膜静脉窦：在巩膜与角膜交界处的深部有一环形管，称巩膜静脉窦。

4. 虹膜角膜角：在眼前房的周边，虹膜与角膜相交界的环形腔隙，称虹膜角膜角或前房角。

（二）填空题

1. 纤维膜 血管膜 视网膜

2. 角膜 巩膜 感觉神经末梢

3. 瞳孔 瞳孔括约肌 缩小瞳孔 瞳孔开大肌 开大瞳孔

4. 视杆细胞 视锥细胞

5. 角膜 房水 晶状体 玻璃体

6. 睑结膜 球结膜 结膜穹隆

7. 外耳　中耳　内耳

8. 锤骨　砧骨　镫骨

9. 骨半规管　前庭　耳蜗

10. 螺旋器　壶腹嵴　椭圆囊斑　球囊斑

（三）判断题

1. √

2. ×　解析：巩膜呈乳白色，不透明。角膜是无色透明的。

3. ×　解析：视神经盘处无感光细胞，又称为生理性盲点。中央凹是视锥细胞聚集的部位，是感受强光和辨色最敏锐的部位。

4. √

5. √

（四）填图题

图10-1：1.晶状体　2.睫状体　3.玻璃体　4.视神经盘　5.中央凹　6.巩膜静脉窦　7.虹膜　8.眼房　9.角膜

图10-2：1.鼓室　2.鼓膜　3.外耳道　4.听小骨　5.耳郭　6.半规管　7.前庭　8.耳蜗　9.咽鼓管

（五）简答题

1. 答：光线→角膜→前房（房水）→瞳孔（房水）→后房（房水）→晶状体→玻璃体→视网膜。

2. 答：泪液由泪腺分泌。其排泄途径为：泪液→泪点→泪小管→泪囊→鼻泪管→下鼻道。

3. 小儿的咽鼓管较成人短而宽（粗），接近水平位，因此咽部感染易经咽鼓管侵入鼓室，引起中耳炎。

（六）A型选择题

1. D　解析：眼球由眼球壁和眼球的内容物组成。

2. B　解析：角膜无色透明，有屈光作用，角膜无血管，但有丰富的感觉神经末梢。

3. A　解析：中央凹是黄斑中央的凹陷。

4. C　解析：视锥细胞能感受强光和辨别颜色。

5. D　解析：视杆细胞能感受弱光而不能辨别颜色。

6. D　解析：房水由睫状体产生。

7. E　解析：晶状体的周缘借睫状小带与睫状体相连，晶状体的曲度可随睫状肌的舒缩而改变。

8. B　解析：眼的折光系统由角膜、房水、晶状体和玻璃体构成。

9. D　解析：晶状体混浊称为白内障。

10. C　解析：眼房是位于角膜与晶状体之间的间隙，被虹膜分隔为前房和后房，二者借瞳孔相交通。

11. C　解析：外直肌使眼球转向外侧，其瘫痪后会出现眼球内斜视。

12. E　解析：鼓室外侧借鼓膜与外耳道相隔。

13. C　解析：中耳由鼓室、咽鼓管、乳突窦和乳突小房组成。

14. C　解析：幼儿咽鼓管较成人短而平直，管径也较大，咽部感染易沿咽鼓管侵入鼓室。

15. C　解析：膜迷路由椭圆囊、球囊、膜半规管和蜗管组成，耳蜗属于骨迷路。

16. E　解析：螺旋器是听觉感受器。壶腹嵴、椭圆囊斑和球囊斑是位置觉感受器。

（吴军峰）

第十一章 | 内分泌系统

一、重点和难点解释

内分泌系统由内分泌腺、内分泌组织和内分泌细胞组成。内分泌腺包括甲状腺、甲状旁腺、肾上腺、垂体和松果体等，其结构特点是腺细胞排列成团状、索状或围成滤泡状，无输送分泌物的导管，有丰富的毛细血管。

（一）甲状腺

1. 位置和形态　甲状腺是人体最大的内分泌腺，位于颈前部，呈"H"形，由两个侧叶（左叶和右叶）和中间的甲状腺峡构成，约50%人的甲状腺峡向上伸出一个锥状叶。甲状腺侧叶位于喉下部和气管上部的前外侧，甲状腺峡位于第2～4气管软骨环的前方。

2. 微细结构与功能

（1）甲状腺滤泡：滤泡壁为滤泡上皮，由滤泡上皮细胞和少量的滤泡旁细胞构成。滤泡上皮细胞能合成和分泌甲状腺激素，甲状腺激素能促进机体的新陈代谢、提高神经兴奋性、促进生长发育，尤其是对婴幼儿的骨骼发育和中枢神经系统的发育影响显著。

（2）滤泡旁细胞：位于甲状腺滤泡之间和滤泡上皮细胞之间，滤泡旁细胞分泌的降钙素，使血钙浓度降低。

（二）甲状旁腺

1. 位置和形态　甲状旁腺是位于甲状腺侧叶后面的扁椭圆形腺体，有上、下两对。

2. 微细结构与功能　甲状旁腺的主细胞分泌甲状旁腺激素，使血钙浓度升高。

（三）肾上腺

1. 位置和形态　肾上腺位于肾的上方，左肾上腺近似半月形，右肾上腺呈三角形。

2. 微细结构与功能　肾上腺实质由周边的皮质和中央的髓质两部分构成（表11-1）。

表 11-1　肾上腺的分部和分泌物

结构	皮质			髓质
	球状带	束状带	网状带	
分泌激素	盐皮质激素（主要为醛固酮）	糖皮质激素（主要为皮质醇）	雄激素和少量雌激素	肾上腺素和去甲肾上腺素

（四）垂体

1. 垂体的位置和形态　垂体是位于垂体窝内的一椭圆形小体，借漏斗与下丘脑相连。

垂体由腺垂体和神经垂体两部分组成。腺垂体分为远侧部、结节部和中间部 3 部分。神经垂体分为神经部和漏斗两部分。腺垂体的远侧部和结节部合称为垂体前叶，神经垂体的神经部和腺垂体的中间部合称为垂体后叶。

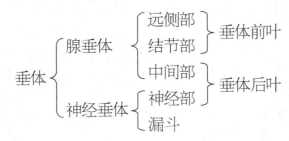

2. 腺垂体的微细结构与功能　腺垂体的腺细胞分为嗜酸性细胞、嗜碱性细胞和嫌色细胞 3 种。

（1）嗜酸性细胞：分泌生长激素和催乳激素。

（2）嗜碱性细胞：分泌促甲状腺激素、促肾上腺皮质激素、促性腺激素（卵泡刺激素和黄体生成素）。

3. 神经垂体的微细结构与功能　神经垂体无内分泌功能，只是储存和释放下丘脑所产生的抗利尿激素（血管升压素）和缩宫素（催产素）。

（五）松果体

松果体是位于上丘脑的后上方的椭圆形腺体。松果体细胞分泌的褪黑素能抑制人体性激素的释放，有防止儿童性早熟的作用。

二、学习目标检测

（一）填空题

1. 内分泌系统由_____、_____和_____组成。

2. 位于颈部的内分泌腺有_____和_____。

3. 甲状腺分泌_____和_____；甲状旁腺分泌_____。

4. 在未成年时期，生长激素分泌不足可致_____，分泌过多导致_____；成人生长激素分泌过多会导致_____。

（二）判断题

1. 内分泌腺的分泌物可经导管排出。

2. 甲状腺的滤泡上皮细胞能合成和分泌甲状腺激素。

3. 吞咽时，甲状腺上的肿块可随喉上、下移动。

4. 垂体分腺垂体和神经垂体，两者均可分泌激素。

（三）填图题

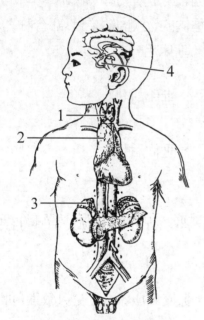

图 11-1　内分泌系统概观

1._____；2._____；3._____；4._____。

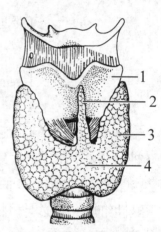

图 11-2　甲状腺

1._____；2._____；3._____；4._____。

（四）简答题

1. 简述甲状腺的位置、形态和分泌的激素。

2. 简述肾上腺的微细结构和分泌的激素。

3. 简述垂体的位置、分部和分泌的激素。

（五）A 型选择题

1. 属于内分泌腺（器官）的是

A. 胰岛　　　　　　　　　　　　　B. 垂体

C. 卵泡　　　　　　　　　　　　　D. 黄体

E. 睾丸间质

2. 属于内分泌组织的是

    A. 松果体   B. 垂体

    C. 胰岛   D. 肾上腺

    E. 甲状旁腺

3. 关于甲状腺的描述,**错误**的是

    A. 是最大的内分泌腺

    B. 由两个侧叶和中间的甲状腺峡构成

    C. 甲状腺峡多位于第2~4气管软骨环的前方

    D. 吞咽时甲状腺可随喉上、下移动

    E. 能分泌促甲状腺激素

4. 缺碘可引起的内分泌腺肿大部位是

    A. 垂体   B. 甲状旁腺

    C. 甲状腺   D. 肾上腺

    E. 胸腺

5. 与婴幼儿骨骼和神经系统发育密切相关的内分泌腺是

    A. 甲状旁腺   B. 肾上腺

    C. 松果体   D. 甲状腺

    E. 胰腺

6. 幼年时甲状腺激素分泌不足,易患

    A. 呆小症   B. 黏液性水肿

    C. 侏儒症   D. 肢端肥大症

    E. 巨人症

7. 关于甲状旁腺描述,**错误**的是

    A. 为扁椭圆形腺体   B. 通常有上、下两对

    C. 贴附于甲状腺侧叶的后面   D. 有时可埋入甲状腺实质内

    E. 分泌甲状腺激素

8. 关于肾上腺的描述,**错误**的是

    A. 左右各一,位于肾的上方   B. 左、右肾上腺均呈三角形

    C. 束状带分泌糖皮质激素   D. 网状带少量雌激素和糖皮质激素

    E. 球状带分泌盐皮质激素

9. 关于垂体的描述,**错误**的是

    A. 位于垂体窝内

B. 借漏斗与下丘脑相连

C. 分为腺垂体和神经垂体两部分

D. 腺垂体可分泌生长激素和催乳激素

E. 神经垂体可分泌抗利尿激素和缩宫素

10. 幼年时生长激素分泌不足，易患

    A. 呆小症   B. 黏液性水肿

    C. 侏儒症   D. 肢端肥大症

    E. 巨人症

11. 幼年时生长激素分泌过多，易患

    A. 呆小症   B. 黏液性水肿

    C. 侏儒症   D. 肢端肥大症

    E. 巨人症

三、学习目标检测参考答案

（一）填空题

1. 内分泌腺　内分泌组织　内分泌细胞

2. 甲状腺　甲状旁腺

3. 甲状腺激素　降钙素　甲状旁腺激素

4. 侏儒症　巨人症　肢端肥大症

（二）判断题

1. × 　解析：内分泌腺又称无管腺，其分泌物直接释放入血。

2. √

3. √

4. × 　解析：腺垂体的嗜酸性细胞和嗜碱性细胞可分泌多种激素；神经垂体不分泌激素，其内储存的激素来自下丘脑。

（三）填图题

图 11-1：1. 甲状腺　2. 胸腺　3. 肾上腺　4. 垂体

图 11-2：1. 甲状软骨　2. 锥状叶　3. 甲状腺侧叶　4. 甲状腺峡

（四）简答题

1. 甲状腺位于颈前部，呈"H"形，由两个侧叶（左叶和右叶）和两叶之间的甲状腺峡构成。甲状腺侧叶位于喉下部和气管上部的前外侧，甲状腺峡位于第 2～4 气管软骨环的前方。甲状腺分泌甲状腺激素和降钙素。

2. 答：见表11-1。

3. 答：垂体位于垂体窝内。分部见重点和难点解释中的垂体的位置和形态。（腺）垂体能分泌生长激素、催乳激素、促甲状腺激素、促肾上腺皮质激素、促性腺激素（卵泡刺激素和黄体生成素）等。

（五）A型选择题

1. B 解析：垂体是内分泌腺（器官），其他均为内分泌组织。

2. C 解析：胰岛为内分泌组织，其他均为内分泌腺。

3. E 解析：甲状腺分泌甲状腺激素，垂体分泌促甲状腺激素。

4. C 解析：碘是甲状腺合成甲状腺激素非常重要的原料之一，碘缺乏导致甲状腺激素合成不足，引起垂体分泌过量的促甲状腺素，刺激甲状腺增生，出现甲状腺肿大的情况。

5. D 解析：甲状腺激素促进生长发育，尤其是对婴幼儿的骨骼发育和中枢神经系统的发育影响显著。

6. A 解析：同上题。

7. E 解析：甲状腺分泌甲状腺激素，甲状旁腺分泌甲状旁腺激素。

8. B 解析：两侧肾上腺形态不同，左肾上腺近似半月形，右肾上腺呈三角形。

9. E 解析：神经垂体无内分泌功能，只是储存和释放下丘脑所产生的抗利尿激素和缩宫素。

10. C 解析：生长激素促进人体的生长发育，若在幼年时分泌不足，可致侏儒症。

11. E 解析：生长激素促进人体的生长发育，若在幼年时分泌过多，可致巨人症。

（孙男男）

第十二章 ｜ 神 经 系 统

一、重点和难点解释

（一）概述

1. 神经系统的组成及区分

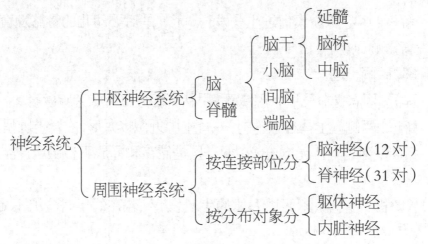

2. 神经系统的活动方式　反射是神经系统的基本活动方式。神经系统在调节机体的活动中，对内、外环境的各种刺激作出适宜的反应，称为反射。反射活动的结构基础是反射弧。反射弧包括感受器、传入神经、中枢、传出神经和效应器。

3. 神经系统的常用术语　灰质和皮质；白质和髓质；神经核和神经节；纤维束和神经；网状结构。

（二）中枢神经系统

1. 脊髓

（1）脊髓的位置和外形

1）脊髓位于椎管内，上端在枕骨大孔处与延髓相连，下端在成人平第 1 腰椎体下缘，新生儿可达第 3 腰椎体下缘。

2）脊髓是呈前后略扁、粗细不等的圆柱状结构，有两处膨大：颈膨大和腰骶膨大。脊髓末端变细呈圆锥状,称为脊髓圆锥。

3)脊髓的表面有 6 条平行排列的纵沟:前正中裂、后正中沟、前外侧沟、后外侧沟。脊髓分 31 个节段。

(2)脊髓的内部结构

1)灰质:前角见于脊髓各个节段,含躯体运动神经元。后角见于脊髓各个节段,含联络神经元。侧角见于脊髓 $T_1 \sim L_3$ 节段,含内脏运动神经元(交感神经元)。骶副交感核见于脊髓 $S_{2\sim4}$ 节段,含内脏运动神经元(副交感神经元)。

2)白质:分前索、后索和外侧索。

上行纤维束主要有薄束和楔束、脊髓丘脑束;下行纤维束主要有皮质脊髓束、红核脊髓束(表 12-1)。

表 12-1　脊髓的上、下行纤维束

纤维束	位置	功能
薄束和楔束	后索	传导同侧半身的深感觉和皮肤的精细触觉
脊髓丘脑束	外侧索和前索	传导对侧躯干和四肢的浅感觉(痛觉、温觉、粗略触觉和压觉)
皮质脊髓束	前索和外侧索	控制骨骼肌的随意运动

(3)脊髓的功能:具有传导功能和反射功能。

2. 脑干

(1)脑干的外形

1)腹侧面

延髓:前正中裂、锥体、锥体交叉、脑神经(Ⅸ、Ⅹ、Ⅺ、Ⅻ)。

脑桥:延髓脑桥沟、基底沟、脑神经(Ⅴ、Ⅵ、Ⅶ、Ⅷ)。

中脑:大脑脚、脚间窝、脑神经(Ⅲ)。

2)背侧面

延髓:薄束结节、楔束结节。

脑桥:延髓背侧面上部与脑桥共同形成菱形窝,构成第四脑室的底。

中脑:上丘、下丘、脑神经(Ⅳ)。

(2)脑干的内部结构

1)灰质:脑神经核、非脑神经核(红核、黑质、薄束核、楔束核)。

2)白质:上行纤维束主要有内侧丘系、脊髓丘系、三叉丘系;下行纤维束有皮质脊髓束、皮质核束(表 12-2)。

表 12-2　脑干的上、下纤维束

纤维束	功能
内侧丘系	传导对侧躯干和四肢的深感觉和精细触觉
脊髓丘脑束	传导对侧躯干和四肢的浅感觉
三叉丘系	传导对侧头面部的浅感觉
皮质脊髓束	管理躯干及对侧肢体骨骼肌的随意运动
皮质核束	管理双侧头面部骨骼肌的随意运动（但睑裂以下的表情肌和舌肌只接受对侧的皮质核束管理）

（3）脑干的功能：①传导功能。②反射功能：延髓内有心血管活动中枢和呼吸中枢，合称"生命中枢"；脑桥内有角膜反射中枢，中脑内有瞳孔对光反射中枢等。③网状结构的功能。

3. 小脑

（1）小脑位置和外形：小脑位于颅后窝内。小脑中间缩窄的部分为小脑蚓，两侧膨大的部分为小脑半球。小脑半球下面的前内侧部各有一对突出，称为小脑扁桃体。

（2）小脑的功能：维持身体的平衡、调节肌张力和协调肌群运动。

4. 间脑

（1）背侧丘脑(丘脑)：被"Y"形白质分隔为前核群、内侧核群和外侧核群3个核群。

（2）后丘脑：内侧膝状体与听觉冲动传导有关；外侧膝状体与视觉冲动传导有关。

（3）下丘脑：位于背侧丘脑的前下方，由前向后为视交叉、灰结节、乳头体，灰结节下延为漏斗，漏斗下端连垂体。

5. 端脑　大脑纵裂、大脑横裂、大脑半球。

（1）端脑的外形和分叶：每侧大脑半球分3个面（内侧面、上外侧面、下面），并借3条叶间沟（外侧沟、中央沟、顶枕沟），分为5个叶（额叶、顶叶、颞叶、枕叶、岛叶），如表12-3所示。

表12-3　大脑半球重要的沟回

面	叶	主要沟回
上外侧面	额叶	中央前沟；中央前回；额上、下沟；额上、中、下回
	顶叶	中央后沟；中央后回；角回；缘上回
	颞叶	颞上、下沟；颞上、中、下回；颞横回
内侧面		扣带回；中央旁小叶；距状沟
下面		嗅束；嗅球；侧副沟；海马旁回；钩

（2）端脑的内部结构

1）大脑皮质的功能定位（表12-4）

表12-4　大脑皮质的功能定位

功能区		位置	功能
躯体运动区		中央前回和中央旁小叶前部	控制对侧半身骨骼肌运动
躯体感觉区		中央后回和中央旁小叶后部	接受对侧半身的浅感觉和深感觉
视区		距状沟两侧的皮质	接受同侧视网膜颞侧半和对侧视网膜鼻侧半的视觉冲动
听区		颞横回	接受双侧的听觉冲动
语言区	运动性语言区	额下回后部	若此区受损,患者虽能发音,却不能说出具有意义的语言,称为运动性失语症
	书写区	额中回后部	若此区受损,患者手的运动虽很正常,但写字、绘图出现障碍,称为失写症
	听觉性语言区	颞上回后部	若此区受损,患者虽能听到别人讲话,但不能理解别人和自己讲话的意思,即所答非所问,称为感觉性失语症
	视觉性语言区	角回	若此区受损,患者视觉无障碍,但不能理解文字符号的意义,称为失读症

2）基底核：包括尾状核、豆状核和杏仁体等。豆状核分为壳和苍白球。尾状核与豆状核合称纹状体。

3）大脑髓质

内囊：是位于背侧丘脑、尾状核与豆状核之间由投射纤维构成的髓质。在大脑水平切面上，内囊呈向外开放的"><"形，可分为3部分。内囊前肢位于豆状核与尾状核之间；内囊膝位于前、后肢结合部，有皮质核束通过；内囊后肢位于豆状核与背侧丘脑之间，有皮质脊髓束、皮质红核束、丘脑中央辐射、视辐射和听辐射等通过。

6. 脊髓和脑的被膜

（1）硬膜：硬脑膜窦、硬膜外隙（硬脊膜与椎管内面骨膜之间的狭窄腔隙）。

硬脑膜为厚而坚韧的双层膜。外层为颅骨内面的骨膜，与颅顶骨结合疏松，与颅底骨则结合紧密，故颅顶骨折时易形成硬膜外血肿，而颅底骨折时易将硬脑膜与蛛网膜同时撕裂，使脑脊液外漏（颅前窝骨折时形成鼻漏，颅中窝骨折时形成耳漏）。

（2）蛛网膜：蛛网膜下隙（蛛网膜和软膜之间的间隙）；蛛网膜粒。

（3）软膜：脉络丛（产生脑脊液）。

7. 脊髓和脑的血管

（1）脑的动脉（表 12-5）

表 12-5　脑的动脉

动脉名称	主要分支	分布
颈内动脉	大脑前动脉 大脑中动脉	大脑半球的前 2/3 和间脑前部
椎动脉	大脑后动脉	脑干、小脑、间脑后部和大脑半球的后 1/3

（2）大脑动脉环（Willis 环）：由前交通动脉、大脑前动脉、颈内动脉、后交通动脉和大脑后动脉吻合而成。

8. 脑脊液循环途径　左、右侧脑室→室间孔→第三脑室→中脑水管→第四脑室→正中孔和左、右外侧孔→蛛网膜下隙→蛛网膜粒→上矢状窦

（三）周围神经系统

1. 脊神经　脊神经与脊髓相连，共 31 对，由前根、后根在椎间孔处汇合而成，包括 8 对颈神经、12 对胸神经、5 对腰神经、5 对骶神经和 1 对尾神经。

脊神经是混合性神经。脊神经的后根上有脊神经节。脊神经出椎间孔后分为前、后两支。除第 2～11 对胸神经的前支外，其余脊神经的前支分别交织成神经丛，包括颈丛、臂丛、腰丛和骶丛（表 12-6，表 12-7）。

表 12-6　脊神经前支和脊神经丛

	组成	位置	分布范围	主要分支
颈丛	$C_{1\sim4}$ 前支	胸锁乳突肌上部的深面	头颈部、膈、纵隔等处	膈神经
臂丛	$C_{5\sim8}$ 和 T_1 前支	穿斜角肌间隙，在腋动脉周围	上肢	正中神经、尺神经、肌皮神经、桡神经、腋神经
胸神经	$T_{1\sim12}$ 前支	肋间隙	胸腹壁，胸、腹膜	肋间神经、肋下神经
腰丛	T_{12} 和 $L_{1\sim4}$ 前支	腰大肌深面	下肢的前内侧	股神经、闭孔神经
骶丛	$L_{4,5}$、$S_{1\sim5}$ 和 Co 前支	盆腔内，骶骨和梨状肌的前面	臀部，下肢后面	坐骨神经、阴部神经

表 12-7　骨折时易损伤的神经

骨折部位	损伤神经	症状
肱骨中段骨折	桡神经	垂腕
肱骨下段(肱骨髁上)骨折	正中神经	枪手、猿掌
	尺神经	爪形手
肱骨外科颈骨折	腋神经	方肩
腓骨头	腓总神经	马蹄内翻足
	胫神经	钩状足

（1）膈神经：经锁骨下动、静脉之间入胸腔，越过肺根前方，沿心包两侧下行至膈。

（2）正中神经：伴肱动脉下行至肘窝，再沿前臂正中下行于指浅、深屈肌之间，经腕管到达手掌。

（3）尺神经：伴肱动脉下行，在肘部经肱骨内上髁后方的尺神经沟进入前臂，伴尺动脉内侧下行至手掌。

（4）桡神经：沿肱骨桡神经沟向外下行，经前臂肌后群浅、深肌群之间下行。

（5）腋神经：绕肱骨外科颈后方至三角肌深面。

（6）胸神经前支：在胸、腹壁皮肤的分布有明显的节段性。第 2、4、6、8、10、12 对胸神经前支，分别分布于胸骨角平面、乳头平面、剑突平面、肋弓平面、脐平面、耻骨联合与脐连线中点平面。

（7）股神经：经腹股沟韧带深面、股动脉外侧进入股三角。

（8）坐骨神经：是全身最粗的神经，经梨状肌下孔出盆腔至臀大肌深面，在股骨大转子与坐骨结节连线中点深面下行至大腿后部，通常在腘窝上方分为胫神经和腓总神经。腓总神经股二头肌内侧行至腓骨头后方，绕腓骨颈外侧向前分为腓浅神经和腓深神经。

2. 脑神经　一嗅二视三动眼，四滑五叉六外展，七面八前九舌咽，迷副舌下神经全。通过顺口溜，联想记忆 12 对脑神经的名称（表 12-8）。

表 12-8　脑神经的名称、性质、分布范围及损伤后的主要表现

顺序和名称	性质	分布范围	损伤后的主要表现
Ⅰ嗅神经	感觉性	鼻腔嗅黏膜	嗅觉障碍
Ⅱ视神经	感觉性	眼球视网膜	视觉障碍
Ⅲ动眼神经	运动性	上直肌、下直肌、内直肌、下斜肌、上睑提肌、瞳孔括约肌、睫状肌	眼外下斜视、上睑下垂对光反射消失
Ⅳ滑车神经	运动性	上斜肌	眼不能向外下斜视

顺序和名称	性质	分布范围	损伤后的主要表现
Ⅴ三叉神经	混合性	额、顶及颅面部皮肤，眼球及眶内结构，口、鼻腔黏膜，舌体黏膜，牙及牙龈	头面部皮肤、口鼻腔黏膜感觉障碍
		咀嚼肌	咀嚼肌瘫痪
Ⅵ展神经	运动性	外直肌	眼内斜视
Ⅶ面神经	混合性	面肌、颈阔肌	额纹消失、眼睑不能闭合、口角歪向健侧、鼻唇沟变浅
		泪腺、下颌下腺、舌下腺、鼻腔及腭腺体	腺体分泌障碍
		舌体味蕾	舌体味觉障碍
Ⅷ前庭蜗神经	感觉性	壶腹嵴、椭圆囊斑、球囊斑	眩晕、眼球震荡
		螺旋器	听力障碍
Ⅸ舌咽神经	混合型	咽肌	咽反射消失
		腮腺	分泌障碍
		舌根黏膜和味蕾、咽及中耳黏膜以及颈动脉窦和颈动脉小球	味觉障碍、感觉障碍
Ⅹ迷走神经	混合性	咽、喉肌	发音困难、声音嘶哑、吞咽困难
		胸、腹腔脏器的平滑肌、腺体、心肌	内脏运动障碍
		胸腹腔脏器及咽、喉的黏膜	内脏感觉障碍
		硬脑膜、耳郭及外耳道皮肤	耳郭、外耳道皮肤感觉障碍
Ⅺ副神经	运动性	胸锁乳突肌、斜方肌	面不能转向健侧、不能上提患肩
Ⅻ舌下神经	运动性	舌内、外肌	舌肌瘫痪，伸舌时舌尖偏向患侧

3. 内脏神经

（1）交感神经与副交感神经的主要区别（表 12-9）

表 12-9　交感神经与副交感神经的主要区别

	低级中枢	周围神经节	节前、节后纤维	分布范围
交感神经	脊髓灰质胸 1 至腰 3 节段侧角	椎旁节、椎前节	节前纤维短、节后纤维长	全身血管及胸、腹、盆腔内脏的平滑肌、心肌、腺体、竖毛肌和瞳孔开大肌
副交感神经	脑干内副交感神经核、脊髓灰质的骶副交感核	器官旁节、器官内节	节前纤维长、节后纤维短	胸、腹、盆腔内脏的平滑肌、心肌、腺体、瞳孔括约肌、睫状肌

（2）内脏感觉的特点：①痛阈较高，一般强度的刺激不引起主观感觉，只有大范围强烈刺激时才可产生内脏感觉。②定位不准确。

当某些内脏器官发生病变时，常在体表的一定区域产生感觉过敏或疼痛感，这种现象称为牵涉痛。

（四）脑和脊髓的传导通路

1. 感觉传导通路　感觉传导通路的共同特点是：均由 3 级神经元传导，都有 1 次交叉。

（1）躯干、四肢深感觉和精细触觉传导通路

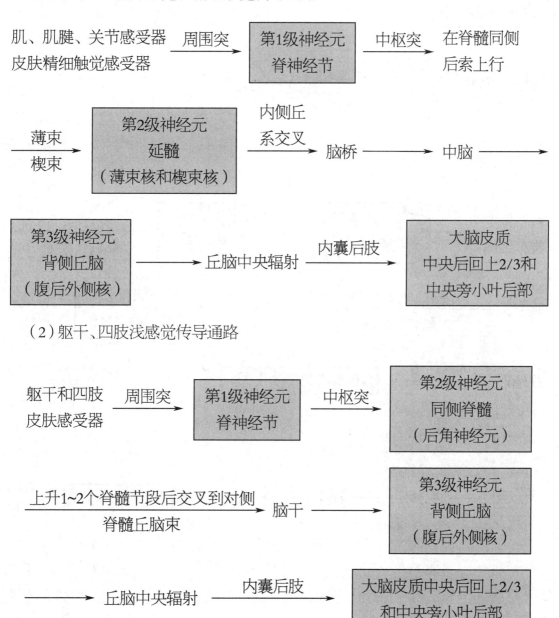

（2）躯干、四肢浅感觉传导通路

（3）头面部浅感觉传导通路

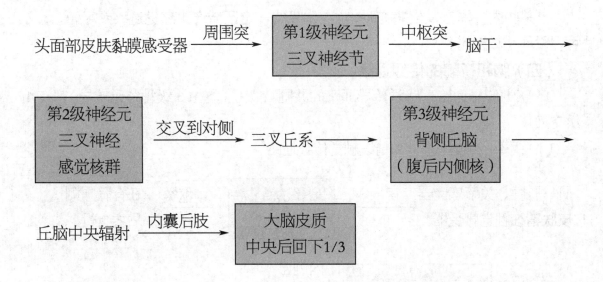

（4）视觉传导通路

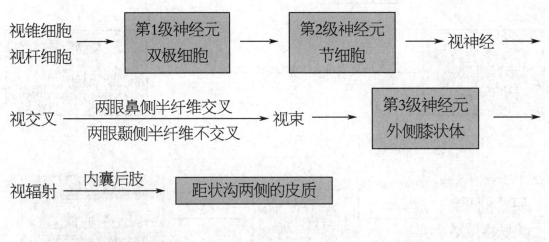

（5）瞳孔对光反射通路

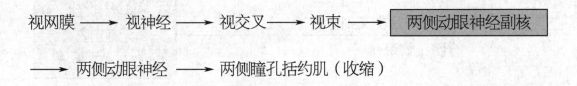

2. 运动传导通路　运动传导通路的共同特点是：均由上、下两级神经元传导，都有1次交叉。

（1）皮质脊髓束

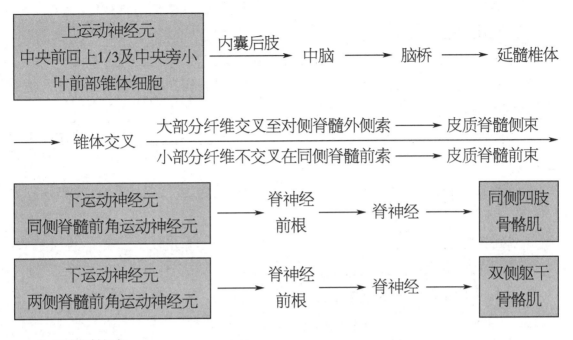

（2）皮质核束

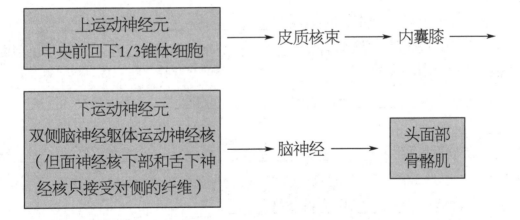

注意：传导通路中神经元的位置、传导束的名称和交叉部位。

（李嘉琳　赖　伟）

二、学习目标检测

（一）名词解释

1. 神经核

2. 纤维束

3. 内囊

4. 硬膜外隙

5. 蛛网膜下隙

（二）填空题

1. 反射弧由_____、_____、_____、_____和_____构成。

2. 中枢神经系统包括_____和_____。根据与中枢神经系统相连部位的不同将周围神经系统分为_____和_____。

3. 脊髓位于_____内,上端在_____处与_____相连,下端在成人平_____。

4. 脊髓灰质前角内含_____神经元,侧角内含_____神经元,后角内含_____神经元。

5. 脑包括_____、_____、_____和_____四部分。

6. 脑干自下而上由_____、_____、_____3部分组成。

7. 大脑皮质躯体运动区位于_____和_____,躯体感觉区位于_____和_____,视区位于_____,听区位于_____。

8. 大脑半球内的腔称_____,间脑之间的腔称_____,小脑与延髓、脑桥间的腔称_____。

9. 脑和脊髓的被膜由外向内依次为_____、_____、_____。

10. 蛛网膜与软膜之间的腔隙称_____,隙内充满_____。硬脊膜与椎管内面骨膜之间的狭窄腔隙称_____。

11. 脑脊液由_____产生,流动于_____和_____内,最后经_____进入_____。

12. 大脑动脉环由_____、_____、_____、_____和_____吻合而成。

13. 脑神经有_____对,脊神经有_____对。

14. 三叉神经的3个分支是_____、_____、_____。

15. 臂丛的主要分支有_____、_____、_____、_____。

（三）判断题

1. 在中枢部,神经元胞体及其树突聚集的部位称白质。

2. 枕骨大孔疝是指小脑扁桃体嵌入枕骨大孔。

3. 硬膜外隙内含脊神经根,故临床常在此处行硬膜外麻醉。

4. 颅顶骨骨折易形成硬膜外血肿。

5. 一侧三叉神经损伤时同侧咀嚼肌瘫痪。

6. 一侧舌下神经损伤时，患侧颏舌肌瘫痪，伸舌时舌尖偏向健侧。

7. 一侧动眼神经损伤，患侧眼直接对光反射消失，间接对光反射存在。

8. 31对脊神经的前支均参与构成神经丛。

9. 胆囊炎引起右侧肩部疼痛的现象称牵涉痛。

（四）填图题

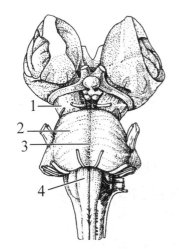

图 12-1　脑干（腹侧面）

1._____; 2._____; 3._____; 4._____。

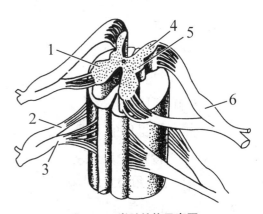

图 12-2　脊髓结构示意图

1._____; 2._____; 3._____;
4._____; 5_____; 6_____。

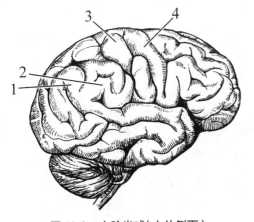

图 12-3　大脑半球（上外侧面）

1._____; 2._____; 3._____; 4._____。

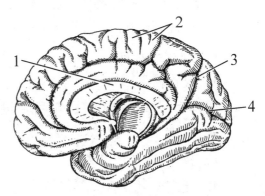

图 12-4　大脑半球（内侧面）

1._____; 2._____; 3._____; 4._____。

（五）简答题

1. 简述脊髓的位置。

2. 简述脊髓半横断损伤时主要损伤的纤维束及其临床表现。

3. 简述脑脊液的产生部位和循环途径。

4. 简述坐骨神经的走行。

（六）A 型选择题

1. 在中枢神经系统中，神经元胞体及其树突聚集的部位称
   A. 灰质
   B. 白质
   C. 神经
   D. 神经节
   E. 纤维束

2. 中枢神经系统的结构**不包括**
   A. 神经核
   B. 纤维束
   C. 灰质
   D. 神经节
   E. 网状结构

3. 成人脊髓下端平对
   A. 第 3 腰椎体的下缘
   B. 第 2 腰椎体的下缘
   C. 第 1 腰椎体的下缘
   D. 第 12 胸椎体的下缘
   E. 第 11 胸椎体的下缘

4. 脊髓灰质前角含
   A. 感觉神经元
   B. 交感神经元
   C. 联络神经元
   D. 运动神经元
   E. 副交感神经元

5. 传导躯干、四肢浅感觉的纤维束是
   A. 皮质脊髓侧束
   B. 皮质脊髓前束
   C. 脊髓丘脑束
   D. 薄束和楔束
   E. 皮质核束

6. 管理躯干和四肢骨骼肌随意运动的纤维束是
   A. 薄束
   B. 脊髓丘脑束
   C. 楔束
   D. 皮质脊髓束
   E. 皮质核束

7. "生命中枢"位于
   A. 中脑
   B. 间脑
   C. 延髓
   D. 脑桥
   E. 小脑

8. 在大脑半球的表面**见不到**的脑叶是
   A. 额叶
   B. 颞叶

C. 岛叶   D. 枕叶

E. 顶叶

9. 联系左、右大脑半球的纤维束是

   A. 内囊   B. 胼胝体

   C. 皮质核束   D. 皮质脊髓束

   E. 内侧丘系

10. 大脑皮质的躯体运动区位于

   A. 中央前回和中央旁小叶的前部   B. 距状沟两侧的皮质

   C. 中央后回和中央旁小叶的后部   D. 颞横回

   E. 角回

11. 颞横回为

   A. 躯体运动区   B. 躯体感觉区

   C. 视区   D. 听区

   E. 运动性语言区

12. 视区位于

   A. 颞横回   B. 中央前回

   C. 缘上回   D. 角回

   E. 距状沟两侧的皮质

13. 关于内囊的描述,**错误**的是

   A. 位于背侧丘脑、尾状核与豆状核之间

   B. 由神经纤维组成

   C. 分内囊前肢、内囊后肢、内囊膝三部分

   D. 在脑的水平切面上,呈“><”形

   E. 内囊受损后会引起同侧半身的感觉和运动障碍

14. 关于硬膜外隙的描述,**错误**的是

   A. 位于硬膜与蛛网膜之间   B. 位于硬膜与椎管内面骨膜之间

   C. 略呈负压   D. 内有脊神经根通过

   E. 硬膜外隙麻醉是将药物注入此间隙内

15. 下列关于脑脊液描述,**错误**的是

   A. 为无色透明液体   B. 主要由脑室脉络丛产生

   C. 脑脊液增多会导致颅内压增高   D. 经蛛网粒渗透入上矢状窦

   E. 充填于硬膜外隙内

16. 膈神经发自
    A. 颈丛　　　　　　　　　　　B. 臂丛
    C. 骶丛　　　　　　　　　　　D. 腰丛
    E. 胸神经前支
17. 肱骨内上髁骨折易损伤
    A. 桡神经　　　　　　　　　　B. 尺神经
    C. 正中神经　　　　　　　　　D. 腋神经
    E. 肌皮神经
18. 肱骨中段骨折最易损伤的神经是
    A. 肌皮神经　　　　　　　　　B. 正中神经
    C. 尺神经　　　　　　　　　　D. 桡神经
    E. 腋神经
19. 肱骨外科颈骨折最易损伤的神经是
    A. 肌皮神经　　　　　　　　　B. 正中神经
    C. 尺神经　　　　　　　　　　D. 桡神经
    E. 腋神经
20. 受损导致"垂腕"的是
    A. 桡神经　　　　　　　　　　B. 尺神经
    C. 正中神经　　　　　　　　　D. 肌皮神经
    E. 腋神经
21. 三角肌瘫痪说明损伤了
    A. 桡神经　　　　　　　　　　B. 尺神经
    C. 正中神经　　　　　　　　　D. 腋神经
    E. 肌皮神经
22. 分布于脐平面皮肤的胸神经前支是
    A. 第4对　　　　　　　　　　 B. 第6对
    C. 第8对　　　　　　　　　　 D. 第10对
    E. 第12对
23. 支配股四头肌的神经是
    A. 坐骨神经　　　　　　　　　B. 臀下神经
    C. 股神经　　　　　　　　　　D. 闭孔神经
    E. 阴部神经

24. 下列关于坐骨神经的说法，**错误**的是

    A. 为全身最粗、最长的神经

    B. 在腘窝上方分为胫神经和腓总神经

    C. 经梨状肌下孔出盆腔

    D. 在股骨大转子与坐骨结节之间下行

    E. 肌支支配大腿前群肌

25. 传导头面部皮肤感觉的神经是

    A. 面神经   B. 视神经

    C. 三叉神经   D. 嗅神经

    E. 舌咽神经

26. 支配面部表情肌的神经是

    A. 三叉神经   B. 面神经

    C. 舌咽神经   D. 舌下神经

    E. 迷走神经

27. 支配咀嚼肌的神经是

    A. 上颌神经   B. 眼神经

    C. 下颌神经   D. 面神经

    E. 舌下神经

28. 眼内斜视是因为损伤了

    A. 眼神经   B. 动眼神经

    C. 面神经   D. 展神经

    E. 滑车神经

29. 患阑尾炎时会出现疼痛，传导其痛觉的神经是

    A. 三叉神经   B. 副神经

    C. 面神经   D. 迷走神经

    E. 脊神经

30. 躯干和四肢感觉传导通路第 1 级神经元胞体位于

    A. 脊神经节   B. 脊髓灰质前角

    C. 脊髓灰质后角   D. 背侧丘脑

    E. 薄束核和楔束核

31. 躯干和四肢浅感觉传导通路第 2 级神经元胞体位于

    A. 脊神经节   B. 脊髓灰质前角

    C. 脊髓灰质后角   D. 背侧丘脑

    E. 薄束核和楔束核

32. 皮质脊髓束的下运动神经元位于

    A. 躯体运动区   B. 背侧丘脑腹后外侧核

    C. 延髓的薄束核的楔束核   D. 脊髓灰质前角

    E. 脊髓灰质后角

33. 患者,女,38岁,晨起时发现口角歪斜、流涎而就诊。最有可能受损的神经是

    A. 三叉神经   B. 面神经

    C. 舌咽神经   D. 迷走神经

    E. 动眼神经

34. 患者,女,38岁,2年来左下颌部时常疼痛且逐渐加重,疼痛可因洗脸、吃饭或笑而引起。最有可能损伤的神经是

    A. 三叉神经   B. 面神经

    C. 舌咽神经   D. 迷走神经

    E. 动眼神经

35. 患者,男,70岁,有高血压病史20年。突然出现剧烈头痛、呕吐,右侧半身感觉障碍,右侧肢体瘫痪,口角偏向左侧,双侧视野右侧半偏盲。请用所学解剖知识分析最可能发生病变的部位是

    A. 左侧内囊   B. 右侧内囊

    C. 双侧内囊   D. 脑干

    E. 间脑

36. 患者,男,61岁,有高血压病史,劳累后突然出现头胀痛且逐渐加重,2小时后在去医院途中死亡。可能导致患者死亡的受压部位是

    A. 间脑   B. 中脑

    C. 脑桥   D. 延髓

    E. 小脑

三、学习目标检测参考答案

（一）名词解释

1. 神经核:在中枢部,形态和功能相似的神经元胞体聚集成团,称神经核。

2. 纤维束:在中枢部,起止、行程和功能基本相同的神经纤维集合在一起,称纤维束。

3. 内囊：位于背侧丘脑、尾状核与豆状核之间的髓质，称内囊。（内囊分内囊前肢、内囊膝和内囊后肢3部分。）

4. 硬膜外隙：硬脊膜与椎管内面骨膜之间的狭窄腔隙，称硬膜外隙。

5. 蛛网膜下隙：蛛网膜与软膜之间的腔隙，称蛛网膜下隙。

（二）填空题

1. 感受器　传入神经　中枢　传出神经　效应器

2. 脑　脊髓　脑神经　脊神经

3. 椎管　枕骨大孔　脑（脑干或延髓）　第1腰椎体下缘

4. 运动　交感　联络

5. 脑干　小脑　间脑　端脑

6. 延髓　脑桥　中脑

7. 中央前回　中央旁小叶前部　中央后回　中央旁小叶后部　距状沟两侧的皮质　颞横回

8. 侧脑室　第三脑室　第四脑室

9. 硬膜　蛛网膜　软膜

10. 蛛网膜下隙　脑脊液　硬膜外隙

11. 脉络丛　脑室　蛛网膜下隙　蛛网膜粒　上矢状窦

12. 前交通动脉　大脑前动脉　颈内动脉　后交通动脉　大脑后动脉

13. 12　31

14. 眼神经　上颌神经　下颌神经

15. 肌皮神经　正中神经　尺神经　桡神经　腋神经

（三）判断题

1. ×　解析：在中枢部，神经元胞体及其树突聚集的部位称灰质；神经纤维聚集的部位称白质。

2. √

3. √

4. √　解析：因颅顶骨与硬脑膜结合疏松易分离。

5. √

6. ×　解析：伸舌时舌尖偏向患侧。

7. ×　解析：动眼神经为传出通路，受损后患侧眼的直接和间接对光反射均消失。

8. ×　解析：$T_2 \sim T_{11}$ 胸神经前支不参与神经丛的构成。

9. √

（四）填图题

图12-1：1.大脑脚　2.脑桥　3.基底沟　4.锥体

图12-2：1.前角　2.后根　3.前根　4.后角　5.侧角　6.脊神经节

图12-3：1.角回　2.缘上回　3.中央后回　4.中央前回

图12-4：1.胼胝体　2.中央旁小叶　3.顶枕沟　4.距状沟

（五）简答题

1. 答：脊髓位于椎管内，上端在枕骨大孔处与脑相连，下端在成人平第1腰椎体下缘，新生儿可达第3腰椎下缘。

2. 答：脊髓半横断损伤的纤维束及其临床表现为：

（1）皮质脊髓束受损：损伤平面以下出现同侧的肢体瘫痪。

（2）薄束和楔束受损：损伤平面以下同侧肢体出现深感觉和精细触觉障碍。

（3）脊髓丘脑束受损：损伤平面（向下1~2个脊髓节段）以下对侧肢体出现浅感觉障碍。

3. 答：脑脊液由各脑室脉络丛产生。循环途径：左、右侧脑室→室间孔→第三脑室→中脑水管→第四脑室→正中孔和左、右外侧孔→蛛网膜下隙→蛛网膜粒→上矢状窦。

4. 答：坐骨神经为骶丛的分支，经梨状肌下孔出盆腔至臀大肌深面，在股骨大转子与坐骨结节连线中点的深面下行至大腿后部，通常在腘窝上方分为胫神经和腓总神经。

（六）A型选择题

1. A　解析：在中枢神经系统中，神经元胞体及其树突聚集的部位，在新鲜标本中色泽灰暗，故称为灰质。

2. D　解析：在周围神经系统中，神经元胞体聚集处称为神经节，ABCE选项均为中枢神经系统的结构。

3. C　解析：脊髓下端在成人平第1腰椎体下缘，新生儿可达第3腰椎体下缘。

4. D　解析：前角含运动神经元，后角含联络神经元，侧角含交感神经元，骶副交感核含副交感神经元。

5. C　解析：ABE是运动传导束，D是传导躯干、四肢深感觉的纤维束。

6. D　解析：ABC为感觉传导束，E为管理头面部骨骼肌随意运动的纤维束。

7. C　解析：延髓内有心血管活动中枢和呼吸中枢，合称"生命中枢"。

8. C　解析：因岛叶位于外侧沟的深面。

9. B　解析：连合纤维是连接左、右大脑半球皮质的纤维，胼胝体是最大的连合纤维。

10. A 解析:中央前回和中央旁小叶的前部为躯体运动区;距状沟两侧的皮质为视区;中央后回和中央旁小叶的后部为躯体感觉区;颞横回为听区;角回为视觉性语言区。

11. D 解析:见上题。

12. E 解析:见上题。

13. E 解析:内囊受损后会引起对侧半身的感觉和运动障碍。

14. A 解析:硬膜与蛛网膜之间的间隙为蛛网膜下隙,内含脑脊液。

15. E 解析:脑脊液是充满脑室、蛛网膜下隙和脊髓中央管内的无色透明液体。

16. A 解析:膈神经是发自颈丛的混合性神经。

17. B 解析:尺神经走行于肱骨内上髁后上方的尺神经沟内。

18. D 解析:桡神经紧贴肱骨中段走行,且压迫肱骨形成桡神经沟。肱骨中段骨折易合并桡神经损伤。

19. E 解析:腋神经绕肱骨外科颈后走行。

20. A 解析:桡神经受损伤致前臂后群肌瘫痪时出现"垂腕"现象。

21. D 解析:腋神经绕肱骨外科颈后方至三角肌,支配三角肌。

22. D 解析:第2、4、6、8、10对胸神经前支,分别分布于胸骨角平面、乳头平面、剑突平面、肋弓平面、脐平面的皮肤。

23. C 解析:股神经为腰丛发出的分支,经腹股沟韧带中深面进行大腿前部,发肌支支配大腿前群肌。

24. E 解析:是全身最粗最长的神经,经梨状肌下孔出盆腔,在股骨大转子与坐骨结节之间下行至大腿后部,发肌支支配大腿后群肌。通常在腘窝上方分为胫神经和腓总神经。

25. C 解析:三叉神经传导面部皮肤感觉和支配咀嚼肌;面神经支配面部表情肌。

26. B 解析:面神经支配面部表情肌。

27. C 解析:下颌神经是三叉神经的分支,是混合性神经,其躯体运动纤维支配咀嚼肌;躯体感觉纤维分布于下颌牙、舌前2/3的黏膜以及口裂以下的皮肤等。

28. D 解析:展神经支配外直肌,展神经受损外直肌不能使眼球转向外而出现内斜视。

29. D 解析:迷走神经的内脏感觉纤维分布于结肠左曲以上的消化管。

30. A 解析:躯干和四肢的深、浅感觉传导路第1级神经元胞体均位于脊神经节。

31. C 解析:第1级神经元位于脊神经节,第2级神经元位于脊髓灰质后角,第3级神经元位于背侧后脑腹后外侧核。

32. D 解析：皮质脊髓束的上运动神经元位于躯体运动区，下运动神经元位于脊髓灰质前角。

33. B 解析：面神经支配面部表情肌，一侧面神经受损会出现同侧面肌瘫痪导致口角歪斜；一侧口轮匝肌瘫痪会出现同侧闭口困难导致流涎。

34. A 解析：三叉神经的分支下颌神经分布于口裂以下的皮肤，此神经受损可导致口裂以下皮肤的感觉异常或疼痛。

35. A 解析：经过右侧内囊膝和内囊后肢的感觉和运动纤维束损伤，会出现典型的"三偏征"。

36. D 解析：最有可能为颅内出血导致颅内压增高引起头痛，最终出现小脑扁桃体疝压迫延髓的"生命中枢"而死亡。

（赖 伟 李嘉琳）

第十三章 | 人体胚胎发生总论

一、重点和难点解释

（一）生殖细胞和受精

1. 生殖细胞

（1）精子的发生和成熟：精子发生于睾丸的生精小管。在附睾内储存并发育成熟。在女性生殖管道内经子宫和输卵管分泌物的作用获得受精能力。

（2）卵子的发生和成熟：卵子发生于卵巢的卵泡，成熟于受精过程。

2. 受精 获能的精子与卵子结合，形成受精卵的过程称受精。

（1）部位：输卵管壶腹。

（2）时间：一般发生在排卵后 12～24 小时以内。

（3）条件：①发育正常的精子与卵子必须在限定的时间内相遇；②精子的数量和质量必须正常；③男、女生殖管道必须通畅。

（4）意义：①启动了胚胎发育的进程（标志着新生命的开始）；②染色体数目恢复为 23 对；③决定新个体的遗传性别。

（二）卵裂、胚泡的形成、植入和蜕膜

1. 卵裂和胚泡的形成 受精卵进行细胞分裂的过程称卵裂，形成的新细胞称卵裂球。当卵裂球数达 12～16 个时，形似桑葚，称桑葚胚。

胚泡由胚泡腔、滋养层和内细胞群组成。与内细胞群相邻的滋养层称极端滋养层。

2. 植入

（1）概念：胚泡埋入子宫内膜的过程称植入，又称着床。

（2）时间：开始于受精后的第 5～6 天，至第 11～12 天完成。

（3）条件：①子宫内膜处于分泌期；②胚泡按时进入子宫腔和透明带消失；③子宫内环境正常。

（4）部位：正常植入的部位通常在子宫底或子宫体上部。异位妊娠最常见的部位是输卵管。

3. 蜕膜

（1）概念：胚泡植入后的子宫内膜功能层称蜕膜。

（2）分部：①基蜕膜；②包蜕膜；③壁蜕膜。

（三）胚层的形成与分化

1. 胚层的形成

（1）二胚层胚盘的形成：第2周初，内细胞群增殖、分化为两层，邻近胚泡腔侧的一层立方形细胞，称下胚层。邻近极端滋养层的一层柱状细胞，称上胚层。

（2）羊膜腔和卵黄囊的形成：上胚层和滋养层间出现羊膜腔，内含羊水。下胚层周缘的细胞向腹侧生长延伸，围成卵黄囊。

（3）滋养层与胚外中胚层形成：滋养层细胞增殖、分化为两层，即内层的细胞滋养层和外层的合体滋养层。细胞滋养层的一部分细胞进入胚泡腔，形成胚外中胚层。胚外中胚层内又出现胚外体腔。胚盘尾端与滋养层之间的部分胚外中胚层，称体蒂。

（4）三胚层胚盘的形成：胚胎发育至第3周初，胚盘的上胚层细胞迅速增生，形成一条细胞索，称原条。原条的细胞不断分裂增殖，一部分细胞向深部迁移进入上、下胚层之间形成新的细胞层即中胚层。另一部分细胞进入下胚层，并逐渐全部置换下胚层的细胞，形成一层新的细胞，称内胚层。在内胚层和中胚层出现之后，原上胚层改称外胚层。

2. 胚层的分化（表13-1）

表13-1 三胚层分化表

胚层	早期分化形成	最终形成
外胚层	神经管、神经嵴等	神经系统、表皮及附属结构等
中胚层	轴旁中胚层：体节	躯干背侧的椎骨、骨骼肌、真皮
	间介中胚层	泌尿、生殖系统
	侧中胚层：体壁中胚层	胸腹部和四肢的皮肤真皮、骨骼肌、骨骼和血管
	脏壁中胚层	消化、呼吸系统的肌组织、血管、结缔组织和间皮
	胚内体腔	心包腔、胸膜腔和腹膜腔
内胚层	原肠	消化系统、呼吸系统、膀胱和尿道等处的上皮

（四）胎膜与胎盘

胎膜和胎盘是对胚胎起保护、营养、呼吸和排泄等作用的附属结构，它们并不发育成胚体本身的结构，但对胚胎发育具有重要意义。

1. 胎膜 胎膜由受精卵发育而来，包括绒毛膜、羊膜、卵黄囊、尿囊和脐带。

（1）绒毛膜：绒毛膜由滋养层和胚外中胚层组成。可分为平滑绒毛膜和丛密绒毛膜。

功能：从母体的子宫吸收氧和营养物质，并排出胚胎的代谢产物。

（2）羊膜：羊膜腔内含羊水，胎儿位于羊膜腔内。羊膜分泌和吸收羊水。在妊娠早期羊水主要来自母体的血浆；在妊娠中期以后，羊水内含有胎儿的排泄物。

羊水的功能：①保护胎儿，免受外力的振动及挤压。②防止胎儿肢体与羊膜发生粘连。③分娩时扩张宫颈和冲洗、润滑产道。

（3）脐带：脐带是连于胎儿脐部与胎盘之间的一条圆索状结构，长 40～60cm。内含有一对脐动脉和一条脐静脉。

功能：是胎儿与母体间进行物质交换的通道。

2. 胎盘

（1）胎盘的形态结构：由胎儿的丛密绒毛膜和母体子宫的基蜕膜构成。胎盘呈圆盘状，母体面粗糙不平，可见 15～30 个胎盘小叶，小叶之间有基蜕膜形成的胎盘隔。胎盘隔周围的腔隙，称绒毛间隙，其内充满了母体血液，绒毛浸于血液之中。胎儿面光滑，覆有羊膜，其中央与脐带相连，透过羊膜可见其深面的血管从脐带附着处向周围呈放射状走行。

（2）胎盘的血液循环：胎盘内有母体和胎儿两套血液循环系统。母体的动脉血由子宫内膜的螺旋动脉注入绒毛间隙，在此与绒毛内毛细血管进行物质交换后，母体的动脉血变成了静脉血，经子宫静脉返回母体。胎儿的静脉血经脐动脉，进入绒毛内毛细血管网，在此与绒毛间隙内母体血液进行物质交换后，变成了动脉血，经脐静脉返回胎儿体内。

在胎盘内，胎儿血和母体血两套血液循环各自循环，互不相通。胎儿血与母体血在胎盘内进行物质交换所经过的结构，称胎盘屏障（胎盘膜）。胎盘屏障由合体滋养层、细胞滋养层和基膜、绒毛膜内结缔组织、毛细血管基膜及内皮细胞构成。

（3）胎盘的功能：①物质交换；②防御屏障；③内分泌，主要分泌人绒毛膜促性腺激素（human chorionic gonadotrophin，hCG）、雌激素和孕激素、人胎盘催乳素（human placental lactogen，HPL）。

（五）胎儿的血液循环及出生后的变化

1. 胎儿心血管系统的结构特点

（1）卵圆孔：位于房间隔的中下部，血液可经卵圆孔由右心房流入左心房。

（2）动脉导管：连于肺动脉干与主动脉弓之间，肺动脉干的血液可经动脉导管流入主动脉弓。

（3）脐动脉与脐静脉：脐动脉有 2 条，经胎儿脐部和脐带进入胎盘。脐静脉为 1 条，从胎盘经脐带进入胎儿体内，入肝后续为静脉导管，经肝静脉注入下腔静脉回到右心房，并发出分支与肝血管相通。

2. 出生后心血管系统的变化　胎儿出生后，脐带结扎使胎盘血液循环中断，肺开始呼吸，肺循环发挥气体交换的功能。动脉导管、静脉导管和脐血管均废用，血液循环发生一系列改变。主要变化如下：

（1）脐静脉（腹腔内的部分）：闭锁为由脐部至肝的肝圆韧带。肝内的静脉导管闭锁为静脉韧带。

（2）脐动脉：大部分闭锁，仅近侧段保留为膀胱上动脉。

（3）卵圆孔：闭锁为卵圆窝。

（4）动脉导管：闭锁为动脉韧带。

（六）双胎、多胎和先天性畸形

1. 双胎和多胎　一次分娩出生两个新生儿的现象，称双胎或孪生。一次分娩两个以上新生儿者称为多胎。

2. 先天性畸形　先天性畸形是胚胎发育紊乱引起的形态结构异常。先天性畸形发生的原因主要是遗传因素、环境因素以及两者的相互作用。

（1）遗传因素：包括染色体畸变和基因突变。

（2）环境因素：能诱发先天性畸形的环境因素，称致畸因子，主要通过影响母体周围的外环境、母体的内环境以及胚体周围的微环境这三个方面影响胚胎发育。

胚胎发育的第 3～8 周，胚胎细胞增生、分化活跃，器官原基正在发生，此期对致畸因子的影响极其敏感，易发生先天性畸形，称致畸敏感期。

二、学习目标检测

（一）名词解释

1. 受精

2. 植入

3. 蜕膜

4. 脐带

5. 胎盘屏障

（二）填空题

1. 人体胚胎发育过程是从_____形成到_____娩出，历时约_____天。

2. 受精的部位在_____。

3. 受精卵进行细胞分裂的过程称_____。

4. 胚泡由_____、_____和_____3部分组成。

5. 正常植入的部位通常在_____或_____上部。若胚泡在子宫颈内口附近植入并在此形成胎盘，称_____；若植入发生在子宫以外的部位，称_____，常发生在_____。

6. 蜕膜可分_____、_____和_____3部分。

7. 三胚层胚盘的三层分别是_____、_____和_____。

8. 胎膜包括_____、_____、_____和_____。

9. 绒毛膜分_____和_____两种。

10. 胎盘由胎儿的_____和母体的_____组成，有_____、_____和_____功能。

（三）判断题

1. 通常说"十月怀胎，一朝分娩"中的"十月怀胎"，是指从受精卵开始到分娩需要300天左右。

2. 胎儿的性别取决于男性精子的染色体核型。

3. 精子在附睾内储存、发育成熟并具有受精能力。

4. 三胚层胚盘的内、中、外三个胚层均起源于上胚层。

5. 胎盘屏障可阻止所有有害物质进入胎儿，对胎儿起保护作用。

（四）填图题

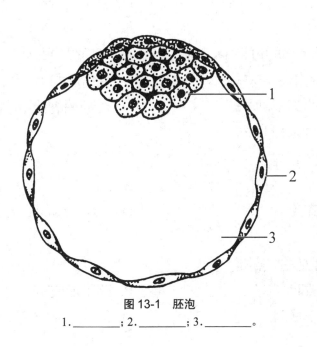

图 13-1　胚泡

1._____；2._____；3._____。

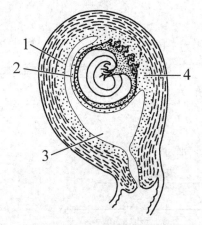

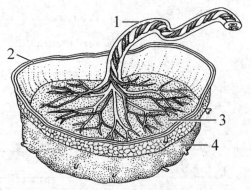

图 13-2　胎膜与蜕膜的位置关系　　　　　　　图 13-3　胎盘整体观

1.＿＿＿＿＿；2.＿＿＿＿＿；3.＿＿＿＿＿；4.＿＿＿＿＿。　　1.＿＿＿＿＿；2.＿＿＿＿＿；3.＿＿＿＿＿；4.＿＿＿＿＿。

（五）简答题

1. 简述受精的概念、位置、条件和意义。

2. 试述胚泡植入的时间、位置及植入后子宫内膜名称的变化。

3. 何谓异位妊娠？常发生于什么部位？

4. 简述胎盘的形态和功能。

（六）A 型选择题

1. 从胚胎学角度看，人的生命开始于

　　A. 受精卵　　　　　　　　　　B. 卵裂球

　　C. 胚泡　　　　　　　　　　　D. 内细胞群

　　E. 胚盘

2. 在人体胚胎发育的过程中，胚胎初具人体外形的时间为

　　A. 受精后的第 2 周末　　　　　B. 受精后的第 6 周末

　　C. 受精后的第 8 周末　　　　　D. 受精后的第 10 周末

　　E. 受精后的第 12 周末

3. 受精的部位通常在

　　A. 子宫　　　　　　　　　　　B. 阴道

　　C. 输卵管壶腹　　　　　　　　D. 输卵管漏斗

　　E. 卵巢

4. 决定胎儿性别的时期是

　　A. 精子形成时　　　　　　　　B. 卵子形成时

　　C. 受精卵形成时　　　　　　　D. 胎儿生殖器官形成时

E. 胎儿出生时

5. 胚泡的结构包括

    A. 滋养层、内细胞群、胚泡腔　　　B. 内细胞群、胚泡腔、绒毛膜

    C. 滋养层、内细胞群、胚外体腔　　D. 胚盘、绒毛膜、胚泡腔

    E. 内细胞群、胚外体腔、绒毛膜

6. 胚泡植入后，子宫内膜的功能层称为

    A. 胎膜　　　　　　　　　　　　　B. 蜕膜

    C. 基膜　　　　　　　　　　　　　D. 黏膜

    E. 绒毛膜

7. 植入是

    A. 受精卵埋入子宫内膜的过程　　　B. 桑葚胚埋入子宫内膜的过程

    C. 胚泡埋入子宫内膜的过程　　　　D. 卵细胞埋入子宫内膜的过程

    E. 卵裂球埋入子宫内膜的过程

8. 属于胚泡植入正常部位的是

    A. 输卵管壶腹　　　　　　　　　　B. 输卵管峡

    C. 子宫底　　　　　　　　　　　　D. 子宫颈管

    E. 子宫阔韧带

9. 异位妊娠最常见的部位是

    A. 腹腔　　　　　　　　　　　　　B. 输卵管

    C. 肠系膜　　　　　　　　　　　　D. 子宫阔韧带

    E. 卵巢表面

10. 发育成胎儿的结构是

    A. 胚泡腔　　　　　　　　　　　　B. 滋养层

    C. 内细胞群　　　　　　　　　　　D. 蜕膜

    E. 胎盘

11. 内胚层细胞来源于

    A. 中胚层　　　　　　　　　　　　B. 脊索

    C. 原条　　　　　　　　　　　　　D. 滋养层

    E. 上胚层

12. 由受精卵发育形成的结构**不包括**

    A. 绒毛膜　　　　　　　　　　　　B. 羊膜

    C. 蜕膜　　　　　　　　　　　　　D. 脐带

E. 卵黄囊

13. 胎膜**不包括**

    A. 绒毛膜　　　　　　　　　B. 羊膜

    C. 蜕膜　　　　　　　　　　D. 脐带

    E. 卵黄囊

14. 关于脐带的描述，正确的是

    A. 为连于胎儿脐部与胎盘之间的一条圆索状结构

    B. 内有2条脐静脉

    C. 内有1条脐动脉

    D. 脐动、静脉与母体子宫的血管连通

    E. 脐静脉将胎儿的静脉血运送到胎盘

15. 胎盘的组成是

    A. 丛密绒毛膜和包蜕膜　　　　B. 丛密绒毛膜和壁蜕膜

    C. 丛密绒毛膜和基蜕膜　　　　D. 平滑绒毛膜和基蜕膜

    E. 平滑绒毛膜和壁蜕膜

16. 构成胎盘胎儿部分的是

    A. 羊膜　　　　　　　　　　B. 基蜕膜

    C. 平滑绒毛膜　　　　　　　D. 丛密绒毛膜

    E. 绒毛膜

17. 关于胎盘的描述，**错误**的是

    A. 由丛密绒毛膜和基蜕膜构成

    B. 母体面粗糙，胎儿面光滑

    C. 是母体与胎儿进行物质交换的部位

    D. 有内分泌功能

    E. 母体血经胎盘流向胎儿

18. 胎盘分泌的激素**不包括**

    A. 雌激素　　　　　　　　　B. 孕激素

    C. 人绒毛膜促性腺激素　　　　D. 催产素

    E. 人胎盘催乳素

19. 已婚女性，26岁，月经周期规律，现停经20天，疑早孕，做尿妊娠试验检测的激素是

    A. 雌激素　　　　　　　　　B. 孕激素

C. 雌激素和孕激素 D. 人绒毛膜促性腺激素

E. 人胎盘催乳素

20. 已婚女性,患者平素月经规律,月经周期为 28 天左右,现停经 7 天。若已妊娠,此时的胚胎应处于的阶段是

A. 受精卵 B. 桑葚胚

C. 胚泡位于输卵管管腔内 D. 胚泡位于宫腔内

E. 胚泡已植入

三、学习目标检测参考答案

(一)名词解释

1. 受精:获能的精子与卵子结合形成受精卵的过程称受精。

2. 植入:胚泡埋入子宫内膜的过程称植入或着床。

3. 蜕膜:胚泡植入后的子宫内膜功能层称蜕膜。

4. 脐带:连于胎儿脐部与胎盘之间的一条圆索状结构称脐带。

5. 胎盘屏障:胎儿血与母体血在胎盘内进行物质交换所经过的结构,称胎盘屏障(胎盘膜)。胎盘屏障由合体滋养层、细胞滋养层和基膜、绒毛膜内结缔组织、毛细血管基膜及内皮细胞构成。

(二)填空题

1. 受精卵 胎儿 266

2. 输卵管壶腹

3. 卵裂

4. 胚泡腔 滋养层 内细胞群

5. 子宫底 子宫体 前置胎盘 异位妊娠 输卵管

6. 基蜕膜 包蜕膜 壁蜕膜

7. 内胚层 中胚层 外胚层

8. 绒毛膜 羊膜 卵黄囊 尿囊 脐带

9. 丛密绒毛膜 平滑绒毛膜

10. 丛密绒毛膜 基蜕膜 物质交换 防御屏障 内分泌

(三)判断题

1. × 解析:"月"是指妊娠月,每个妊娠月为 28 天,按月经龄计算为 10 个妊娠月,即 40 周(280 天)。按受精龄计算为 38 个周(266 天)。

2. √

3. ×　解析：精子进入女性生殖管道后经子宫和输卵管分泌物的作用，才获得受精能力。

4. √

5. ×　解析：胎盘有选择性的通透功能，如某些药物、病毒和激素等可通过胎盘屏障进入胎儿体内影响胎儿的发育。

（四）填图题

图13-1：1. 内细胞群　2. 滋养层　3. 胚泡腔

图13-2：1. 壁蜕膜　2. 包蜕膜　3. 子宫腔　4. 基蜕膜

图13-3：1. 脐带　2. 羊膜　3. 胎盘胎儿面　4. 胎盘母体面

（五）简答题

1. 答：

概念：获能的精子与卵子结合，形成受精卵的过程。

部位：受精的部位在输卵管壶腹部。

条件：①发育正常的精子与卵子在限定的时间内相遇；②精子的数量和质量正常；③男、女生殖管道通畅。

意义：①标志着新生命的开始；②染色体数目恢复为23对；③决定新个体的遗传性别。

2. 答：

植入时间：植入开始于受精后的第5～6天，至第11～12天完成。

植入位置：正常植入的部位通常在子宫底或子宫体上部。

胚泡植入后的子宫内膜功能层改称为蜕膜。根据蜕膜与胚泡的关系，蜕膜可分为基蜕膜、包蜕膜、壁蜕膜3部分。

3. 答：若植入发生在子宫以外的部位，称异位妊娠。常发生在输卵管，偶见于子宫阔韧带、肠系膜，甚至卵巢表面等处。

4. 答：胎盘由胎儿的丛密绒毛膜和母体子宫的基蜕膜构成。胎盘呈圆盘状，重约500g，直径15～20cm，平均厚约2.5cm。胎盘分为胎儿面和母体面。胎儿面光滑，覆有羊膜，其中央与脐带相连，透过羊膜可见其深面的血管从脐带附着处向周围呈放射状走行。母体面粗糙不平，被不规则的浅沟分为15～30个胎盘小叶。

功能：①物质交换功能；②防御屏障功能；③内分泌功能，主要分泌人绒毛膜促性腺激素（hCG）、雌激素和孕激素、人胎盘催乳素。

（六）A型选择题

1. A　解析：人体胚胎发育过程从受精卵形成开始到胎儿娩出为止。

2. C　解析：从受精卵开始到第8周末，胚的各器官、系统及外形发育初具雏形。

3. C　解析：受精的部位通常在输卵管壶腹。

4. C　解析：受精卵形成时，与卵子结合的精子，其性染色体为X，胎儿为女性；性染色体为Y，胎儿为男性。

5. A　解析：胚泡由胚泡腔、滋养层和内细胞群3部分组成。

6. B　解析：因子宫内膜的功能层会随着胎儿的娩出而娩出，故称蜕膜。

7. C　解析：植入就是胚泡埋入子宫内膜的过程。

8. C　解析：正常植入部位是子宫底或子宫体上部。

9. B　解析：异位妊娠常发生在输卵管，偶见其他部位。

10. C　解析：内细胞群发育成胎儿，其他均为胎儿发育的附属结构。

11. E　解析：内胚层和中胚层均来源于上胚层。

12. C　解析：胎膜由受精卵发育形成，包括绒毛膜、羊膜、卵黄囊、尿囊和脐带。蜕膜是母体结构，与胎膜无关。

13. C　解析：见上题。

14. A　解析：脐带内含2条脐动脉和1条脐静脉。母体和胎儿的血液在各自的封闭管道内循环。脐静脉将胎盘的动脉血运到胚胎。

15. C　解析：胎盘由胎儿的丛密绒毛膜和母体子宫的基蜕膜构成。

16. D　解析：见上题。

17. E　解析：母体与胎儿进行物质交换需通过胎盘屏障，母体和胎儿各有独立的血液循环。

18. D　解析：催产素由垂体分泌，其他激素胎盘均可分泌。

19. D　解析：受精后第2周开始，在母体尿中出现绒毛膜促性腺激素，检测该激素是诊断早期妊娠的方法之一。

20. E　解析：月经周期的第14天左右排卵，若受精，受精卵发育形成胚泡，胚泡于受精后的第11～12天完成植入，现在已是排卵后的第21天左右（14+7天），故选择E。

（安月勇）

附：易读错和写错的字

一、易读错的字

粗糙(cāo)、贲(bēn)门、髌(bīn)骨、结缔(dì)组织、肾蒂(dì)、腭(è)骨、骨骼(gé)、肱(gōng)骨、喙(huì)突、骨骺(hóu)、内踝(huái)、奇(jī)静脉、棘(jí)突、咀(jǔ)嚼肌、畸(jī)形、颊(jiá)肌、眼睑(jiǎn)、髋臼(jiù)、咯(kǎ)血、颏(kē)孔、髋(kuān)骨、肋(lèi)骨、分娩(miǎn)、黏(nián)膜、鼻衄(nù)、毗(pí)邻、胼胝(pián zhī)体、解剖(pōu)、龋(qǔ)齿、颧(quán)骨、髂(qià)骨、穹(qióng)窿、桡(ráo)骨、臀(tún)部、骰(tóu)骨、涎(xián)腺、颅囟(xìn)、咽峡(xiá)、纤(xiān)维、楔(xiē)骨、痔(zhì)环、内眦(zì)、砧(zhēn)骨、跖(zhí)骨。

二、易写错的字

1. 造字　肺(把右边部首写成"市")、胸(不写"凶"字右边的"竖")、睾(把"幸"写成"辛")；额(部首左右颠倒)、臀(把"共"写成"口")。

2. 错字或别字(括号内错误)　解(介)剖、神经(精)、神经元(原)、传导(道)、末梢(稍)、椎骨的椎(锥)体、犁(梨)骨、颅囟(囱或卤)、翼(冀)点、枕外隆凸(突)、桡(挠)骨、关节盂(孟)、侧髁(踝)、内踝(髁)、骼嵴(脊)、坐骨棘(刺、剌)、茎(颈)突、下颌(额或颚)、额(颌)骨、松弛(驰)、膈(隔)肌、盆膈(隔)、纵隔(膈)、骨骼(骼)肌、腹(肤)腔、黏(粘)膜、阑(兰)尾、皱襞(壁)、肝(肛)门、卵圆(园)窝、瓣(办)膜、大隐(阴)静脉、锥(椎)体交叉、脊髓圆锥(椎)。

170

56检